# 大型人群队列研究技术规范

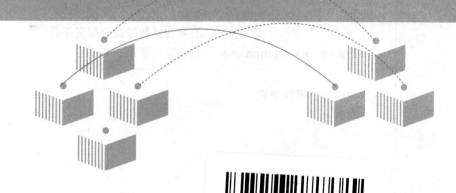

**主　编**　郭　彧　李立明

**副主编**　俞　敏　余灿清　吕　筠　卞　铮

**编　者**（以姓氏笔画为序）

| | | | |
|---|---|---|---|
| 王　博 | 深圳华大生命科学研究院 | 何　炜 | 中国医学科学院阜外医院 |
| 王　蒙 | 浙江省疾病预防控制中心 | 余灿清 | 北京大学公共卫生学院 |
| 卞　铮 | 中国医学科学院 | 陈晓宇 | 深圳华大生命科学研究院 |
| 叶志强 | 深圳华大生命科学研究院 | 陈嘉瑜 | 深圳华大生命科学研究院 |
| 吕　筠 | 北京大学公共卫生学院 | 钟　慧 | 中国医学科学院阜外医院 |
| 刘亚宁 | 北京大学公共卫生学院 | 郭　彧 | 中国医学科学院 |
| 关凌耀 | 深圳华大生命科学研究院 | 龚巍巍 | 浙江省疾病预防控制中心 |
| 汤海京 | 北京理工大学 | 程　乐 | 深圳华大生命科学研究院 |
| 许　祥 | 青岛医学院公共卫生学院 | 谭云龙 | 中国医学科学院 |
| 李立明 | 北京大学公共卫生学院 | | |

人民卫生出版社

U0301041

图书在版编目（CIP）数据

大型人群队列研究技术规范/郭彧,李立明主编
. —北京：人民卫生出版社,2019
ISBN 978-7-117-28137-9

Ⅰ. ①大… Ⅱ. ①郭…②李… Ⅲ. ①流行病学－研
究方法－技术规范 Ⅳ. ①R181.2-65

中国版本图书馆 CIP 数据核字（2019）第 030425 号

| 人卫智网 | www.ipmph.com | 医学教育、学术、考试、健康，购书智慧智能综合服务平台 |
| 人卫官网 | www.pmph.com | 人卫官方资讯发布平台 |

**大型人群队列研究技术规范**

主　　编：郭　彧　李立明
出版发行：人民卫生出版社（中继线 010-59780011）
地　　址：北京市朝阳区潘家园南里 19 号
邮　　编：100021
E - mail：pmph @ pmph.com
购书热线：010-59787592　010-59787584　010-65264830
印　　刷：三河市君旺印务有限公司
经　　销：新华书店
开　　本：787×1092　1/16　印张：7
字　　数：170 千字
版　　次：2019 年 3 月第 1 版　2019 年 3 月第 1 版第 1 次印刷
标准书号：ISBN 978-7-117-28137-9
定　　价：30.00 元
打击盗版举报电话：**010-59787491　E-mail：WQ @ pmph.com**
（凡属印装质量问题请与本社市场营销中心联系退换）

# 前　言

　　人群队列研究是流行病学经典研究方法之一，对于研究暴露与疾病结局之间的关系具有不可替代的地位和作用，也是循证医学研究、各种临床、预防指南形成证据的重要来源。世界发达国家建设大型人群队列研究的经验表明，长期稳定的经费支持、高质量的基线调查和随访（包括疾病与死亡监测）以及由此产生的数据库和生物标本库，对于一个国家和地区人群健康状况和疾病谱随社会经济发展而产生的变化及指导当地卫生政策的调整都将发挥巨大的作用，甚至对全世界的医学科学研究和病因学研究起到巨大的推动作用，且上述作用还将随着时间的推移而不断加强，产生改变卫生政策及临床实践的高水平研究成果。

　　慢性病的自身疾病特点及其复杂病因特点决定了其病因学研究设计必须是大样本量、前瞻性且长期随访，才能得到真实、可靠的病因学证据。而精准医学对人群队列需要采集的宏观和个体暴露信息，以及多组学生物标志物等信息的丰富程度也提出了更高的要求。近十几年来，国内的专家学者也都意识到了大型人群队列研究的价值，并且在全国范围或者部分地区建立起多个人群队列。然而，由于这些研究的目的和侧重点不同，各队列之间还缺乏统一的标准，这将不利于研究结果的整合和科学的比较，也会造成严重的资源浪费。为此，加强大型人群队列的标准化研究，制定符合国际水准及适合中国特点的信息采集、样本采集、长期监测随访和数据处理等技术规范，便成为一个迫在眉睫的问题。

　　作为国内率先建立且比较科学规范的大型人群队列研究——中国慢性病前瞻性队列研究（China Kadoorie Biobank，CKB）在十多年的具体组织和实施过程中，积累了丰富和成熟的经验。2016年，研究团队承担了科技部国家重点研发计划精准医学研究重点专项中的大型自然人群队列示范研究项目，在CKB项目多年经验基础上，结合中国实际，制定符合国情、可操作性强、可推广的标准与规范，发挥示范队列的作用，指导国内其他队列的建设和研究，成为本研究课题的重要任务。本书正是基于此项课题，将各项技术规范进行系统的整理和编排，希望能够对国内方兴未艾的人群队列研究起到借鉴和参考作用。

　　本书分为六章。第一章对整个研究的顶层设计和组织管理形式、制度等进行介绍。第二及第三章则对队列研究最为重要的两项内容——现场调查和长期随访进行讲述，范围涵盖了从前期准备到同期质量控制的每一个步骤。鉴于生物样本在揭示慢性病复杂病因中有着举足轻重的作用，第四章系统地介绍队列研究生物标本库的建设与管理规范。通过现场调查和长期随访所建立的生物标本库和数据库是队列研究的精髓和宝库，也是一个重要的共享平台，需要不同专业的高水平科研团队强强联合，资源合作共享。第五章重点说明大型人群队列研究收集到的数据需要如何处置和管理。第六章对数据共享和科研合作的管理规范予以阐述。尽管一些研究的实际工作并不会完全涉及以上6个方面，但希望这些可以是各种类型队列研究的基础，也希望每一位对实施过程中任一环节有所困惑的研究者都能在本书中找到答案或得到一些提示。

在本书的编纂过程中，我们有幸得到了诸多国内顶尖从业者的帮助。中国医学科学院院长王辰院士，中华预防医学会副会长兼秘书长杨维中研究员，中华预防医学会副会长孔灵芝研究员，中华预防医学会标准委员会主任、中国疾病预防控制中心标准处雷苏文副处长，南京医科大学校长沈洪兵教授，华中科技大学医学院副院长邬堂春教授，中山大学公共卫生学院院长郝元涛教授，四川省疾病预防控制中心主任吴先萍主任医师，青岛市疾病预防控制中心汪韶洁主任医师，苏州市疾病预防控制中心胡一河主任医师，深圳华汉基因生命科技有限公司张勇教授，北京金那和美科技有限公司王彭教授，他们对于本书中的各项技术规范都提出了宝贵的建议，增加了本书在内容上的准确性和编排上的科学性。在此谨向上述专家致以诚挚的感谢。

从 2003 年立项至今，中国慢性病前瞻性研究已经运行了超过 15 年。本书的编者都是该研究的实际设计者和参与者，他们提炼和分享了多年亲身工作经验，希望本书能够成为一本具有实践参考价值的工具书。然而，囿于编者视界和能力水平，书中难免有不当之处，还望读者批评指正。

郭 彧 李立明

2018 年 12 月

# 目　录

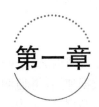

# 第一章

# 组织机构和工作人员

大型人群队列研究在筹划和建设初期，首先面临的是项目的组织机构和工作人员确定，包括项目运行的管理架构、工作人员构成与职责，以及设备物资管理与协调。

首先，项目管理者和研究者在开展实质性的调查、随访和数据收集之前要思考以何种组织形式和管理方式对研究项目进行整体上的规划、运营和协调，才能使这种大规模研究活动得以顺利启动和实施。如果研究项目采取"中心管理 - 分中心（地区）实施"的运行模式，甚至层级更多的管理构架，那么中心与各级分中心之间的分工合作与协调统一也是各项工作能否完成的首要条件之一。

其次，成功的研究项目依靠优秀的工作人员和人员管理方式。在完成了组织体系的搭建之后，更需要任用合适的人员来承担和完成相应的职责。每一项工作内容，常常都需要设立专门的岗位，任用专职的人员，建立相应的制度与规范。然而，从实际的操作经验考虑，人群队列研究的基本工作内容，在权责分拆、岗位设置和管理要求上又具有一定的共性。将这些不同岗位工作人员的基本职责和要求进行梳理，并以技术规范的形式予以总结，对于每个研究项目的规范性开展具有一定的参考借鉴价值。

此外，作为支持性的活动，物资、文件和财务工作都是研究顺利进行的保障。研究实施所依托的机构（如高校、研究机构、医院、疾病控制机构等）自身基本都对这类支持性活动有相应的规定，而许多研究的资助方也会对这类活动提出要求。基于大型人群队列研究的特点，对此类支持性活动在开展过程中的基本要求和管理要点进行汇总，也是研究项目规范性运行的重要方面。

最后，队列研究是以人为对象的科学研究，必须符合人群研究的伦理规范和人类遗传资源的管理规定。这方面操作规范也将在本章中进行介绍。

## 第一节　组　织　机　构

实施人群队列研究的重要前提，是建立行之有效的组织结构和管理体系，建立专门委员会和办公室，处理研究实施过程中有关现场调查、资源利用、科学研究等问题。在管理和决策层面，大型人群队列研究应当至少建立指导委员会和科学顾问委员会，也可以根据需要建立其他专项委员会，如研究管理委员会、数据管理委员会、样本管理委员会等。而在实施层面，则应当依据实际情况，设立中心办公室和分中心的地区办公室，负责研究运行过程中的具体职责。本节主要介绍各类管理委员会和办公室的职责。

## 1 管理委员会

管理委员会一般由指导委员会、科学顾问委员会及研究管理委员会等共同构成，是研究项目的主要决策机构。项目指导委员会主要负责研究整体规划、筹资、数据使用，并监测项目进展。对于研究方向、战略发展等项目长远规划，则需要征求和吸收更高层次、更为广泛人士的意见和建议，可以设立科学顾问委员会。而每个具体的研究项目，也需要研究管理委员会进行协调、跟进、监督和梳理。这些委员会的成员应是公共卫生、流行病学、生物医学或其他相关专业领域的资深学者、专家或从业者，对于本研究以及整个学界的发展方向有着深入的观察和洞明的远见。

### 指导委员会

指导委员会负责整个研究的领导和管理工作，主要包括：

a）审查和批准研究方案、时间安排和实施计划；

b）审查和批准研究管理和其他制度文件；

c）审查研究进展，如有必要，统一修改研究计划、时间安排和规程；

d）审查和批准科学顾问委员会的成员资格；

e）审查和批准研究预算和筹资；

f）规划、审查和批准研究工作小组及其成员资格；

g）规划和批准数据分析和发布计划，并定期监测其进展情况。

### 科学顾问委员会

科学顾问委员会负责给指导委员会和主要研究者在关键研究方向、发展战略及其实施、实现科学使命方面提供建议、支持和指导，主要包括：

a）对研究长期发展策略的建议；

b）对将要进行的研究项目和它们的优先顺序提供建议；

c）对研究相关的筹资活动提供建议和支持；

d）对研究相关的法律、临床和政策问题提供建议和信息；

e）从科学的角度对合作研究的问题提供建议，包括数据和资源的访问权限以及数据发布；

f）评估科学产出及其对科学界和健康相关结果的贡献。

科学顾问委员会成员以个人身份进行活动，不代表其所在单位或机构，其挑选、任命、免任和更换由指导委员会负责。所有成员都将对所有个人、学术、专业和商业相关利益进行声明，由相关负责人对利益冲突进行适当的管理。对于可能出现不可控的冲突，需要排除与特殊条目有利益冲突的人员。

### 研究管理委员会

研究管理委员会负责协调、监测，以及管理研究活动，促进合作并且避免研究工作的重复，主要包括：

a）对论文提案进行审查；

b）监测论文进展情况；

c）审查来自外部的研究项目方案和数据申请；

d）提供研究方案和建议合作方。

## 2 办公室

办公室是研究项目所开展的各类活动的执行部门，承担的任务涉及研究活动的方方面面，从各个委员会工作会议的组织、设计和实施工作方案，到文件档案的收集整理、生物样本库的运行、数据的清理和维护。当研究规模较大、覆盖范围广时，建议在各个研究地区分别设立分中心办公室，工作内容也就分拆到了中心办公室和地区办公室。中心办公室在全局上管理和协调各地区的活动，地区办公室负责在当地完成具体的事务。其主要工作内容如下：

### 中心办公室

中心办公室负责执行和协调研究的所有活动，职责包括：

a）规划并且组织委员会会议；

b）确保获得伦理委员会的批准；

c）设计和实施研究方案、工作手册及标准操作程序；

d）设计、开发、部署和维护研究的 IT 系统；

e）建立、运行和管理中心生物样本库，保证样本安全储存与使用；

f）收集、清理和维护研究数据；

g）提供研究项目所需的研究材料和各种支持，协调现场工作和其他工作的开展；

h）监测、质控和督导研究的整体进展和质量；

i）开展预算管理，监督经费使用情况，确保经费按要求合理使用；

j）及时正确归档所有研究相关文件（例如知情同意书等）；

k）组织研究各级工作人员的培训和会议，定期沟通交流，提高研究人员的水平；

l）对研究活动进行日常管理。

### 地区办公室

如果研究在多个地区进行，则应该在当地设立地区项目办公室，完成在当地的各项研究工作。职责包括：

a）获得当地政府或相关行政部门支持；

b）招募并管理研究工作人员，提供足够的办公空间和资源，保证常规工作的开展；

c）提供所需的实验室空间和设备来处理或临时储存生物样本；

d）负责具体实施现场调查和长期随访工作；

e）协助中心办公室跟进和检查研究实施进展和预算管理；

f）管理研究设备及物资，并按照要求和标准操作程序维护计算机和其他研究设备；

g）做好所有研究资料的收集、整理和存档工作。

# 第二节  伦理审查和人类遗传资源管理

队列研究是以人为对象的科学研究。研究项目的开展必须符合科学研究的伦理原则和规范。另外，当前的队列研究基本都涉及生物样本的采集、收集和保藏，这也必须符合国家对于人类遗传资源的管理要求。研究项目应根据国家对伦理和人类遗传资源管理的规定，制定相关伦理和人类遗传资源审查制度，并严格执行，以保证研究的相关活动符合要求。

## 1　伦理审查

为避免对人类尊严、人权和基本自由造成伦理风险，队列研究在研究开始前必须进行伦理审查。

伦理审查向具有资质的伦理委员会提交申请和报告，并按照委员会要求提交审查材料。未获得伦理审查通过，不得开始任何现场工作。在研究运行过程中必须遵守伦理委员会的规定，并按期向伦理委员会提交持续审查申请，直到项目结束时，再次提交结题申请。如出现意外情况，须及时报告伦理委员会，提交严重不良事件报告，并视情况提交暂停或终止研究申请。对于在实施过程中出现研究方案变动的，须提交修正案审查申请并通过后，方能继续进行现场工作和数据收集。

伦理审查材料必须规定保留年限，伦理委员会的记录及文件应归档，包括研究项目计划、知情同意书、进展报告、意外事件报告及伦理委员会审议结果的书面文件等，都必须长期保存（保存至研究项目结束后3年以上）。

对于生物样本使用，特别需要强调注意的是：是否在未经当事人知情和明确表达同意的情况下就使用储存的人类样本；是否在未经当事人同意的情况下所采集的人类样本用于与当事人最初获得知情同意不一致的目的；当样本及其数据自由流通时，是否确保这些数据与可以确认身份的人脱离了关系，且这种联系不可重新建立。

## 2　人类遗传资源管理

按照国内的法律法规，凡在我国境内从事的中国人类遗传资源采集、收集、出口、出境的研究开发、国际合作等活动都必须符合《人类遗传资源采集、收集、买卖、出口、出境审批》。

队列研究在建设生物样本库时，相关样本和数据的管理必须遵守《人类遗传资源管理暂行办法》《人类遗传资源管理条例》等相关规定，以规范和促进我国人类遗传资源的保护和利用，增强我国生物和医药科技的研究开发能力，保障人民身体健康。

同时，国家对重要遗传家系和特定地区遗传资源实行申报登记制度。如在研究过程中，发现和持有重要遗传家系和特定地区遗传资源的单位或个人，应及时向有关部门报告。

# 第三节　工　作　人　员

实施大型人群队列研究，是一项系统性的管理工作，涉及研究运行的方方面面。它需要科学合理的策划分工、严格具体的规章制度、称职认真的工作人员。本节就大型人群队列研究实施过程中的人员组成、职责分工和管理制度进行叙述和介绍。

## 1　人员组成

大型人群队列研究周期长，研究内容广泛，为保证质量的统一，工作人员尽量保持稳定。

为了满足整体统筹、协调和管理的需要，并对研究物资和文件进行管理，研究需要设立专门的办公室，以及相应的仓库，配备工作人员。研究的现场调查，要通过组建调查队，由调查队员完成。长期随访工作也需要由相应的工作人员承担。研究中生物样本的管理工作,由现场、实验室和样本库人员完成。同时,研究还应有相应的财务工作人员参与经费管理。

## 2　办公室人员

办公室设有办公室主任和数名工作人员,对研究项目的实施进行统一管理和协调,并对项目实施情况进行督导和检查。

### 职责

负责调查期间项目内所有事项的统筹安排,并对研究文档进行管理。

### 岗位设置和工作内容

办公室需设置办公室主任一职,由一名主要人员负责调查期间项目内所有事物的统筹安排和管理,对项目的所有工作负责。

办公室还应安排多名工作人员,负责办公室日常工作、相关事务管理、各级中心的联络。此外,办公室工作人员还可以兼职负责仓库、物资的管理。

### 管理要求

办公室应制定成文的管理制度,对人员及日常事务进行规范化管理,例如:办公室工作人员、现场调查队员及相关岗位人员实施考评、奖励和淘汰制度,以保证调查工作的质量及人员的稳定性和积极性。

## 3　现场调查人员

现场调查队员是大型人群队列研究现场调查的主要力量,主要负责现场调查的具体实施,与调查对象进行面对面的接触。专业的现场调查队员严格按照研究设计方案和质控要求完成调查项目,避免调查时的错误,获得高质量的研究数据。

### 职责

按照研究方案的要求,完成现场调查中的各项内容。

### 岗位设置和工作内容

调查队的岗位设置依研究内容和调查流程决定。一般现场调查中包括的岗位有:

a) 队长(负责人):现场调查队应选择一位有现场流行病学调查工作经验、对调查地区当地情况十分熟悉、最好具有管理经验的人员作为队长。队长负责对现场工作整体协调及对调查队的总体管理,负责组织发动沟通、现场调查的前期准备、物资领用及发放、质量监督、未应答调查及现场工作的总协调等。

b) 登记人员:负责介绍项目,接纳符合标准的参加者进入调查,填写知情同意书,发放调查对象所需物品。

c) 体检人员:负责具体体检项目的操作。根据实际需要确定人员分配。可每人负责单一项目、一人负责多个项目或多人负责一个项目。体检人员最好有医学背景,能熟练操作体检相关设备,如涉及身体测量,建议体检员为女性。

d) 生物样本采集人员:负责生物样本的采集、检验或临时保存,以及在需要运输样本时与运输者或接收者交接。人员应具备相应操作经验(如采血经验)。

e) 问卷调查人员:负责问卷调查,应熟练讲当地语言,对当地生活方式和习惯有一定程度的了解,最好具有医学背景。

f) 咨询人员：负责解答调查对象提出的各种与疾病相关的疑问，应具有较强的医学背景。

**管理要求**

a）人员组成应保持稳定，负责工作应相对固定。

b）人员须通过统一培训合格后方可上岗。在保持相对独立的前提下，每个岗位都应配备后备人员，后备人员应熟悉相关项目的具体内容和仪器使用方法，以便在必要时相互替代。

c）调查队中至少有 3～4 名工作人员具有较强的医学背景，以便在现场工作中解答调查对象的问题，并及时妥善的处理调查过程中可能出现的意外事件。

d）现场应制定成文的管理制度，对人员进行规范化管理，对调查队员实施考评、奖励和淘汰制度，以保证调查工作的质量及人员的稳定性和积极性。

## 4　实验室人员

当现场调查收集到的生物样本需要在当地实验室进行处理（如储存、离心、分装等）时，应配置实验室人员。

**职责**

接收、处理和保管生物样本。

**工作内容**

接收生物样本，按照研究需要对生物样本进行处理，如离心、分装、检测或短期储存等，保存各种日常工作的清单；协助样本转运的准备工作及装箱；负责或协助专职人员对实验室数据进行管理；样本制备；实验室仪器的日常维护；实验室的日常清理和维护。

**管理要求**

实验室工作人员应进行岗前培训，熟悉工作流程，熟练掌握样本处理、设备使用规则，工作人员的操作都应严格按照相关标准操作程序执行。

## 5　监测随访人员

当队列研究进入长期随访阶段，需要对研究人群的随访事件进行常规性的监测。研究项目组需要安排相应工作人员承担监测随访工作。

**职责**

收集、汇总、检查和报告随访事件，例如死亡、发病、迁移失访等。

**工作内容**

通过现有随访渠道，对队列人群进行随访监测，收集随访事件原始材料，汇总并上报随访数据；按照相应的工作要求和规范，检查随访事件的真实性和完整性；将符合要求的随访事件和支持文件按照相应的操作规范报告给研究项目组；整理和保管常规监测资料。

**管理要求**

工作人员最好具有医学或流行病学背景。人员上岗之前应接受培训，掌握研究对常规监测的要求；展开相应的知识和技能培训，确保人员能够完成必要的技术操作；制定成文的人事管理制度，定期进行考评和奖励。

## 6 样本管理人员

现场工作结束后,生物样本应集中运输并存放于中心生物样本库,独立而完整的生物样本库应具备清晰的组织规划和人员构架,设立专门的委员会、管理机构和执行机构。相应内容详见第四章第一节。本节主要介绍样本管理人员的一般职责和常见工作内容。

**职责**

维护样本库设备,管理和操作样本,并维持样本库的日常运行。

**工作内容**

a)负责制订生物样本解决方案,并对实施过程进行管理;

b)按照规定的流程收集、运输、储存与管理样本,进行样本的出入库及应用;

c)样本库的安全管理;

d)日常质量管理;

e)样本库运营设备设施的管理,包括提出和收集需求、采购、接收、测试、运行、维护、检定校准、报废、使用培训的管理。

## 7 仓库管理人员

为统一管理调查所需的物品,研究项目应在当地设立库房,并配备管理人员。

**职责**

管理调查物品,包括设备、材料和耗材等。

**工作内容**

看管仓库及存放的物资;按照规定对物资进行出库和入库的登记;仓库的日常维护;保证调查期间储藏空间充足,物资存放整齐有序和安全,须在保质期内使用。

**管理要求**

仓库管理人员应进行岗前培训,熟悉物品种类和保管要求。物品的入库、出库、清点和维护严格遵守管理规定。详见第三节。

## 8 财务管理人员

研究项目财务和固定资产事务统一在承担单位的中心财务部门进行管理,由承担单位专职财务人员担任项目财务管理人员,或配备专职财务人员。

**职责**

负责项目资产收支、核算、预决算、管理等。

**工作内容**

负责项目经费的收支、核算,负责编制项目经费年度预决算,负责项目设备物资管理等。

**管理要求**

财务管理人员应进行岗前培训,具备相应从业资格,熟悉财务、经费管理规章制度。项目资产的收支、核算、管理等需严格遵守相关制度规定。

# 第四节 设备物资管理

设备物资的类型包括调查用及非调查用两种。调查用设备物资与现场调查直接相关，包括各型医用仪器设备、调查用笔记本电脑、台式机电脑、离心机、冰箱等设备以及酒精、棉球、采血管等耗材物资，非调查用设备如车辆、桌椅、文件柜、纸张等。

大型人群队列研究现场调查人数多，调查点多，内容广泛，所需设备、物资种类繁多，具有设备价值高、维护要求严、物资涉及面广、日常消耗量大的特点，因此加强设备物资管理，组织合理的采购、储存、保管、运输，对保证现场调查工作标准统一、流程顺利、节约物资具有极其重要的意义，因此调查过程中的设备物资应进行规范化管理。

## 1 设备物资购置

设备物资的购置途径主要为两个来源：一是中心办公室统一购置后下发或下拨，二是承担现场的调查区域自行购买或筹备。第一种购置途径的优点为可保证设备的标准化，避免系统误差；缺点是设备需要转运和调配，管理和协调复杂，前期准备周期可能较长。同时转运还会产生额外的物流费用，甚至可能损坏精密仪器。而第二种购置途径可以利用调查地区已有设备节约成本，当地购买效率较高，但设备的品牌、型号存在差异，收集的数据一致性较差，对研究结果可能有影响。开展大型人群队列现场工作的机构，应从实际情况出发，结合调查目的，选择合适的设备物资购置和管理方式。

设备物资的选择应根据不同的业务需求，从设备的先进性、适用性、经济性和安全性方面进行论证分析，并对设备的初期和运营投入、售后服务、故障率、易用性及技术特点进行市场调查和综合比较，确保选择的正确。重要的仪器设备，如样本库使用的专业存储设备，应是经过国家有关部门批准的标准化、规格化产品。如属于非标产品，应考虑其通用性，在申购前应对设备生产厂家的合法性及生产能力、生产管理水平、产品质量等进行考察，确认该厂可提供符合要求的设备。对于进口的存储设备，应注意其技术资料的完整性和售后服务的及时性。

物资设备到货后，使用和采购部门应组织进行开箱验收，填写设备开箱验收单，由验收人员签字后归档，对验收中发现的问题和破损件应详细记录，以便与供货单位核查、追索。

## 2 设备管理

大型人群队列研究周期长，对设备的安全稳定性要求高，设备故障将影响现场调查进度，对组织发动工作造成影响；设备性能不稳定也将对调查质量造成不可估量的影响，因此需要制定一系列的制度规范保证设备的正常运转。

**管理**

建立设备资产登记管理制度，对调查用设备的管理工作由专人负责管理。对于调拨设备做到账卡物一致。

**使用**

工作人员上岗前应接受设备正常使用、日常维护、故障识别及处理等培训，经过考核后上岗，未取得考核通过者，不得进行操作。

工作期间应对工作人员进行设备爱护的宣传教育，不断提高工作人员爱护设备的自觉性和责任心。

工作人员应按照设备使用手册进行使用，不得违规操作，并根据要求进行日常记录。

### 维护

设备应根据说明书保存在适宜、干燥、清洁的环境中。

应根据设备说明书制订定期维护要求，确定维护责任人职责。

维护要求可根据设备运转情况制订，长期闲置不用的设备也需要进行定期维护，做好维护记录工作。

需要放置电池的设备应及时更换电池，如仪器将放置一段时间不使用，应取出外接电池单独保存。

### 维修

重要设备应做好应急预案，以防故障影响现场工作。一旦故障发生，可使用备用设备，如无备用设备，需评价故障程度及对工作流程的影响，及时通知现场负责人，并根据维修情况决定是否购置新设备。

设备故障应及时联系专业的工作人员进行维修，工作人员不可自行拆卸。

### 报废

报废设备应由该设备的管理部门报相关领导批准后统一组织处理，其他任何单位和个人无权处理报废设备。

## 3 物资管理

### 物资储藏

大型人群队列研究物资消耗量大，参与单位涉及的部门科室较多，需要对物资进行统筹管理，为满足物资的储存要求，需要有固定人员、仓库来储存物资。仓库环境应满足空间大、环境干燥整洁、防火防水等要求。管理要求如下：

a）除现场调查所需的物资外，其他物资应存放在仓库中。

b）现场调查物资不宜与参与单位的物资混用。

c）物资管理必须有严格的出入库手续规定，并遵照规定执行，记录清楚明晰。

d）现场物资储存的环境应安全、干燥，空间充足，严禁烟火。

e）对于有保质期的物品应定期清理。

### 物品入库

对于上级单位下发的物资，入库前应仔细核对《调拨接收单》中的数量与实际物资的数量是否一致、物资外观有无损坏、是否可以正常使用。

《调拨接收单》、采购时的发货清单和供货单位发票应妥善保管，以便后期检查核对。

现场调查单位自行采购的物资入库前应仔细核对采购物资的数量、外观、质量，有问题及时反馈。

填写入库单时应仔细认真，记录清晰。

### 物品出库

现场物资出库时应仔细填写物资出库单，包括：物资的名称、出库数量、日期和领用人等重要信息。

领用人和仓库管理人必须仔细清点物资数量,确认物资无损坏,可以正常使用。

**归还出库物品**

领用人和仓库管理人应确认归还物资的数量,检查物资外观是否完好无损,是否可以正常使用。

仓库管理人应及时更新物资状态、数量,保证现场工作有序进行。

## 4 运输管理

现场调查工作中涉及的设备物资运输要求,应遵循以下发送接收要求:

a) 发送前必须仔细清点物资的数量,并确保物资完好。

b) 为保障运输途中的安全,发送前必须包装好,做好防护措施。

c) 需要冷冻保存的物资应提前联系物流,准备好运输所需的物资。

d) 物资清单应分成两份,一份随车转运,一份邮件给接收方。

e) 接收仪器设备,须按运单核准数量,检查外包装情况,按仪器设备装箱单逐项清点,发现问题及时与供应商和发送方联系。

f) 接收方接收到设备后,除检查外观外,不能随意开启测试或使用。现场调查开始前,最好由专人到达项目点,指导仪器设备的调试和使用。

g) 接收方接收到的所有物资统一放入仓库中,按照种类分别有序摆放,由专人负责保管,填写入库单。

# 第五节 文 档 管 理

文件是以文字或图示描述管理内容或业务内容、通过规定程序由有权限人员签署发布、要求接收者据此做出规范的电子文档或纸质文档。

规范管理文档,让文档成为标准化的工具,一方面可以使新员工快速接手新的工作;另一方面可以延续标准化的技术操作规范,保证工作质量。提高文档的易用性、可靠性,可以方便大型人群队列研究的长期随访调查,提高研究的标准化。

## 1 文档类型及存档要求

大型人群队列研究的文档主要来源于现场工作、物资管理和日常管理3个方面,不同来源文档的管理存在差异。规范化的管理文档,有助于大型人群队列研究的长期开展,规范调查技术与流程。

**现场工作文档**

大型人群队列研究是长期的随访研究,为了更好地管理研究项目,也方便长期随访过程中查询和利用现有资料,现场工作产生的文档资料应妥善保存。现场工作产生的文档主要包括:研究方案,知情同意书,现场工作产生的相关纸质、电子、视频、音频等资料。现场工作文档管理的要求有:

a) 重要文件,如《知情同意书》,保存时间不应短于队列持续时间。

b) 现场工作档案管理采用"一事一档"制度,每个现场工作项目都应把它相关的纸质、电子、音频、视频等材料放在一起,作为一份文档。

c）现场工作当天产生的文件应及时整理、保存，现场工作完成1个月之内完成归档。

d）涉及隐私的文档管理应遵循数据隐私保密的原则。

e）现场检查记录、考核记录、电话会议记录等，应记录时间、发现的问题和解决的办法。

### 物资管理文档

物资档案是设备管理的重要依据，物资管理人员负责档案的收集、整理、归档和保管，以备后期查阅、检查。物资管理的文档主要包括：①设备的相关文档，如：固定资产登记卡、设备使用说明书、保修卡、验收报告、使用记录、保养记录、维修记录和标化记录等；②物资相关文档，如：申购合同、运单、发票复印件及保险、商检、许可证、出入库等文件资料；③使用管理相关文档，如维修保养制度、操作规程、使用维修记录、应用质量检测记录、调剂报废记录等；④物资转运相关文档，如物资转运清单。

物资管理文档的管理要求有：

a）物资到货，验收后，物资管理人员应与使用人员及时建立物资档案，将原始文件归档，常用的技术材料可复印，供使用部门参阅；

b）报废的物资未处理时，档案暂时封存，待物资处理后，档案中有保存价值的部分文件另行保存；

c）物资使用过程中形成的文件，工作人员应及时整理，交物资管理部门归档；

d）物资档案由物资管理部门负责保存，使用部门借阅时应办理借阅手续，物资档案不允许保存在个人手中；

e）固定资产卡、报废申请、批复等文件应长期保存；

f）设备使用说明书及全套随机技术资料、设备技术改造过程中形成的材料、设备使用维修记录、重大事故的调查分析及处理意见等与设备共存，设备转出时随之调出。

### 日常管理文档

大型人群队列研究日常管理主要包括人员管理、考勤管理、财务管理等其他管理，在这些管理过程中产生的文档主要包括重要通知、收发公文、人事聘用合同、员工考核表、会议纪要、发票等重要资料。日常管理文档的管理要求有：

a）日常管理产生的文档应妥善保管，仔细核对，尤其是发票等重要材料，并及时建立档案；

b）应定期做文档检查，并做好检查记录；

c）文档的借阅：文档的借阅应得到相关负责人的审批，并进行登记，不得转借他人。

## 2 文档保密管理要求

人群队列研究涉及调查对象隐私数据，应制定研究隐私数据保密制度，全体工作人员必须严格遵守各项保密规定，防止各类失密、窃密和泄密的现象发生。

标有密级的文件和重要文件的收、发、送、承办、借阅、保管、归档和移文等各个环节，必须由具体负责人办理，严格责任制。未经批准，任何个人不得随意翻印、复制和抄录机密文件和资料。

各种废弃文件应及时处理，严禁任意丢弃处理，应用碎纸机处理。对违反保密规定并造成严重后果的，将按照国家的有关规定处理。

加强计算机信息系统的保密管理,在使用计算机处理涉密及隐私数据时,应当遵守国家有关涉密人员及信息安全管理的规定。

# 第六节 财 务 管 理

经费是项目开展实施的前提和基础。经费的科学、规范、合理使用是项目得以顺利实施的重要保障。为规范和加强项目经费使用和管理,推动队列持续、健康发展,圆满完成科研任务,财务管理工作制度化、规范化尤为重要。

## 1 财务管理部门

管理财务事项的部门,包括研究项目所在单位的财务主管部门及审计等相关部门。

## 2 财务管理人员

应由财务主管部门任命或委派专职或兼职财务人员,科研财务助理。

## 3 财务管理依据

研究项目的财务管理,需要依据成文的规章制度,包括:

a)国家财经法律法规政策。

b)国家各项科研经费财务管理制度。

c)项目单位结合《国务院关于改进中央财政科研项目和资金管理的若干意见》(国发〔2014〕11号)、《国务院印发关于深化中央财政科技计划(专项、基金等)管理改革方案的通知》(国发〔2014〕64号)、《关于进一步完善中央财政科研项目资金管理等政策的若干意见》(中办发〔2016〕50号)和工作实际,制定的相关财务管理制度,如科研财务助理制度、科研经费管理制度等。

d)项目单位各项财务管理制度。

## 4 财务管理内容

财务管理是对项目经费及购置的设备、物资等管理工作,包括预算编制和调整、预算执行、决算、存档及接受监督检查等内容。

### 预算编制和调整

预算编制:根据研究任务的特点和实际需要,按照政策相符性、目标相关性和经济合理性的原则,科学、合理、真实编制经费预算。财务主管部门及科研等相关部门从项目管理和经费使用角度提供指导和建议。

预算调整:执行过程中,根据科研活动实际需要和相关管理规定提出预算申请,按规定程序报批。

### 预算执行

预算执行的原则是:按批复预算执行,独立核算,专款专用。其基本内容包括:

项目人员需提供真实、有效的原始凭证,作为经费收支书面证明。

财务专职人员负责审核原始凭证的合法性、真实性、手续完整性和资料准确性,完整填写记账凭证内容，开展会计核算，设置会计账簿，保证账证相符、账物相符、账表相符；同时，负责固定资产登记、价值核算与管理，建立固定资产明细账，并定期盘点。固定资产做到有账、有卡，账物相符。耗材物资需有明确出入库手续。

支出应避免现金支付，采用对公汇款或公务卡结算支付。

### 决算

财务部门根据项目工作要求提供给项目经费总账及明细账，审核项目财务决算报告。

### 监督检查

接受项目单位内部审计部门及上级部门财务检查、审计监督等。

### 档案管理

财务部门负责建立会计档案，包括会计凭证、会计账簿、会计报表和其他会计资料。会计档案根据《会计档案管理办法》的规定进行保管和销毁。

# 第二章

# 现 场 调 查

在队列研究中，基线调查是纳入研究对象并评价其初始状态的步骤。在基线调查结束之后，才开始对队列成员进行随访观察。尽管基线调查的方式并没有一定之规，但是对于需要招募大量人群、进行多项检查、收集丰富数据的大型人群队列研究而言，到当地现场实施集中性的调查是最为常用、也是最为可行的方式。因此，于本文而言，基线调查可等同于现场调查。

然而，现场调查并非特指基线调查，而是指所有在一个相对固定的地点或在一段相对集中的时间段里，于研究当地进行的调查活动。队列研究中很多会定期对研究对象实施重复调查，该项工作也成为一种主要的随访手段。因此，重复调查实际上也是在研究当地集中进行的调查活动，因而也是现场调查的一种形式。另外，在随访的过程中，为了完成某些依托于整个队列的子研究而招募一定数量的队列人群集中调查，也是现场调查。

在大型人群队列研究中，现场调查较为常见的形式为：在确定了调查地区之后，在当地潜在的研究对象（比如居民）中组织动员，将对象邀请到特别设置的调查室中进行入选登记，并且当场完成诸如体格检查、问卷和生物样本采集等调查内容。如能将这些环节进行周全的组织，并有序地串联起来，现场调查就能够取得成功。在每一个环节之中，都有值得特别关注和控制的要点，关乎现场调查的效果与质量。比如，应该选择怎样的地区做调查对于保证现场应答率和后期随访率有帮助？哪些组织发动措施在社区人群中效果好？调查室应该如何布局才能使得调查过程井然有序？怎样才能保证体格检查和问卷调查的结果可信？等等。

除此之外，调查的质量是研究者最为关心的问题之一。尤其对于组织规模大、延续时间长、检查项目多的现场调查来说，需要一套比较全面和明确的措施体系，来保证调查过程以及调查结果的质量。随着科学技术和研究领域的不断发展，队列研究的现场调查势必会包括越来越多的内容、用到越来越多的手段和方法。将这些新进展有机地融入，通过现场调查这一方式予以实现，也是摆在当代研究者面前的一项挑战。不过，从组织和实施的角度看，任何内容的现场调查都要涉及一些基本的程序和环节。将这些重要的环节作为一种技术要点规范起来，供所有需要实施调查并且期望调查质量得到保证的研究者参考和借鉴，正是本章的目的所在。

## 第一节　调查区域的选择与组织发动

实施以社区为基础的大型人群队列研究，应选择合适的调查区域，便于调查和研究工作开展。在调查区域内对潜在的参加者进行组织发动工作，有助于当地居民了解研究概况，取得居民的信任与支持从而提高居民参与研究的积极性,达到良好的应答率。

## 1 调查区域选择

以社区为基础的大型人群队列研究一般按照当地的行政区域单元设定调查区域,如城市地区的城区/街道/居委会,农村地区的乡镇/村。调查区域的选择应基于具体的研究方案,选取能最大程度上满足研究要求、应答情况好的地区。

确定调查区域前,应对备选区域进行摸底,收集区域内的人口信息,如:

a) 区域内所辖村/居委会/社区卫生服务中心清单;

b) 通过公安、卫生等部门详细了解当地符合标准的居民人口数、年龄分布和职业特征等情况,并有详细的人员名单,用于准备拟发动和邀请的居民名单;

c) 区域内人口流动的情况,用于评估应答率。

由于现场调查及长期随访需要依靠当地技术力量,因此选择调查区域时,还需要考虑的因素包括当地基层卫生体系完善程度、经济水平、既往开展类似调查的经历和基层工作人员的执行能力等。

## 2 调查对象选择

大型人群队列研究随访时间长,涉及人群广,选择的调查对象应能满足研究目的的需要,保证方便进行长期跟踪随访。调查对象应满足:

a) 当地常住或户籍居民,由于随访体系不同,对于纳入监测的人口一般区分为常住人口及户籍人口,研究设计者需要考察并确定随访体系后,对纳入标准进行统一设定;

b) 配合调查,并能理解研究目的和意义,签署书面的知情同意书;

c) 符合研究调查对象的纳入要求。

为了达到较为合理的性别比、年龄比,调查对象的群体选择可以进行相应的调整。

## 3 组织发动

在进行组织发动之前,获取足够的当地支持,包括来自于政府、居委会/村委会、医疗卫生机构、社区卫生服务中心/村医及其他相关部门或组织的支持,建立健全组织发动机构,有利于发动宣传的顺利开展,提高组织动员的效果。可以采取的措施包括:

a) 获得政府支持。在条件允许的情况下,获取政府/卫生行政部门下发研究实施的公文。

b) 落实组织发动网络,明确网络职责,强调当地社区的重要性,充分发挥当地居委会/村委会、楼长/队长、社区服务中心人员/村医等基层人员对调查组织发动工作的作用。

c) 分层次召开启动会或动员大会,邀请当地领导参加,有针对性地向组织网络的各级人员介绍和布置项目的目的、要求和工作内容。

## 4 宣传动员

宣传动员的重点,在于传播研究的目的、意义、内容和参加方式,并向居民介绍参加研究需要做的准备工作。宣传动员的方式包括:

a）利用电视、报纸、板报等形式对项目进行宣传。

b）入户发放邀请信，使居民对研究目的、内容、现场调查方式、地点和时间等有较为全面地了解。

组织发动时应告知居民参加研究的条件和方式，包括需要做的准备工作，例如携带身份证件。

宣传动员应选择恰当的时间，与现场调查配合进行，最好选在当地调查的前夕。向居民发出邀请时，按照定点、定时、定人的原则，分批安排居民参加调查。

# 第二节 调查室设置

调查室是大型人群队列研究现场调查的场所。调查室的选择和合理设置，可为现场检查提供合适的调查环境，有助于确保现场工作有条不紊地进行。

## 1 调查室选择

现场调查室的地址应当交通方便，并且为当地居民所熟知。调查室周边不应有噪声干扰或其他显著污染。

研究可根据实际情况，将调查室设立在当地社区卫生服务中心、村委会或学校内，也可以借用条件较好的村民房屋作为调查室。

## 2 调查室条件

作为进行现场调查的场所，工作时调查室中将放置所有的调查仪器设备，容纳所有调查员以及相当数量的调查对象。为保证现场调查的顺利进行，调查室所在的房屋应当满足以下条件：

面积：根据每日预计调查人数估算调查面积，调查室空间面积必须充足，以满足现场布置和流程的需要。

房间配备：为避免不同项目之间的互相干扰，调查室内应当有足够相邻的房间，且最好在同一楼层，以满足不同调查项目的布设。如果调查室不在第一层或分布在不同的楼层，建议选择有电梯的楼房，不仅可以方便行动障碍的调查对象，也可避免调查对象因登楼带来的检查指标变化。如需采集尿样，调查场所内应配备有独立的卫生间，便于现场采集尿样。

光线条件：调查室内采光应充足，满足日间工作需要，并且装配有足够的照明工具。

供电要求：调查室的日常供电要稳定，室内应设有足够的外接电源插口，供仪器设备使用。

## 3 调查室布置

布置现场调查室时，需要合理规划室内区域，按照调查流程依次设置功能区域，以满足不同调查项目的要求，保证调查流程顺畅。

调查室外可以布置有本次调查名称的醒目的标牌或条幅。调查室内应统一配置供工作人员使用的桌椅。每个调查项目区域应配有醒目的标示（如标记牌），写明调查项目的名称，便于调查对象识别。

功能区域的具体划分和布置依实际情况而定。一些调查项目的特殊要求分述如下：

a）登记入选和知情同意位于工作流程的起始端，应当设置在调查室的入口。

b）需要取平躺位检查的项目应配备检查床。

c）现场许多检查设备都需要通电，因此在这些设备所在的区域应当配有充足的电源插口或连接插线板。

d）涉及个人隐私的检查应当在封闭的空间内进行，或设置屏风、围帘等作为隔挡。

e）需要在暗室环境下进行的检查应设置在光线比较暗的相对独立的位置，并且配置遮光窗帘，必要时还需要调暗日光灯。

f）医学咨询位于工作流程的末端，应当设置在调查室的出口处，以便检查调查对象是否参加了全部的调查项目。如现场发放体检检查结果，该岗位也应设置在出口处。

在布置调查室时，还应考虑调查项目之间的关系。尤为需要注意的是体检项目之间的关系，需要设计好相应的体检流程（见"第五节 体格检查"中"5 体检流程"）。

## 4 其他管理要求

a）调查室内应当严格禁烟；

b）调查室的入口处可以张贴现场调查流程和调查室开放时间的说明，以及相关的健康教育海报，并摆放一些桌椅、一次性水杯、纸巾和饮水机，供调查对象等待时休息和阅读；

c）在供电不稳定的地区，应配备发电机，提前运到调查室，并妥善放置在安全的地方，突然停电即可使用；

d）如需将调查设备放在调查室内过夜，或长时间放置，需确保锁紧调查室，钥匙由专人保管；

e）现场调查室内应该保持清洁，医疗垃圾应按要求集中放置集中处理；

f）调查室内的所有设施都应妥善保管，避免损坏。

# 第三节　调查对象登记与入选

大型人群队列研究中对象登记与入选是现场调查的第一步，也是至关重要的一步。一方面严把入选规则，保证进入队列的调查对象符合研究要求；另一方面，仔细认证填写研究对象个人信息，以便进行长期的跟踪随访。

## 1 登记调查人员

登记与入选是研究对象正式纳入研究的第一步，应对负责这一工作的人员（登记调查员）有所要求，包括：

a）经过统一培训，熟悉登记的流程与调查对象入选规则；

b）熟悉当地方言，态度和蔼，善于沟通，有亲和力；

c）举止稳妥，工作耐心。

## 2 登记入选流程

调查登记的任务是按照研究所设定的纳入和排除标准接受参加者进入研究，同时向调查对象介绍研究项目，签署知情同意书。调查对象登记入选的流程如下：

（1）欢迎

在正式进行谈话前，应首先对被调查对象的积极参与表示欢迎和感谢。

（2）核对入选标准和参加条件

与参加者进行简单交流，了解基本情况，确认该参加者是否：①符合入选标准；②不符合排除标准。只有符合上述①②两个条件的参加者，方可视作研究对象进行入选和登记。

同时，确认参加者是否符合参加条件。例如：是否携带了有效证件和（或）邀请信，是否按要求保持空腹等。符合条件者可当场进行登记。不符合条件者，可向参加者说明这些条件，感谢对研究的积极参与。

（3）签署《知情同意书》

知情同意（informed consent），是指研究者在遵守《赫尔辛基宣言》的伦理原则下，告知研究对象研究目的、研究过程与期限、检查操作、受试者预期可能的受益和风险取得研究对象同意并签署知情同意书参加队列项目的过程。

按照知情同意书文本，用易于理解的语言向参加者说明知情同意书的内容。同时向参加者更加详细地介绍研究情况，包括研究目的、内容、调查时长、调查结果的反馈、参加者的权利、可能的受益和风险等信息。

回答参加者提出的疑问。如被邀请者难以决定是否立即正式参加研究，可再做进一步仔细的解释工作。当参加者明确表示自愿参加研究的所有内容时，可以视作入选。邀请其在《知情同意书》上签名，或按上手印。工作人员也须在《知情同意书》上签名并写上具体的日期。《知情同意书》应签署两份，工作人员和调查对象各执一份。

（4）登记入选

对于符合入选标准并自愿参加研究的对象，签署知情同意书后，进行入选登记。使用专项软件或专用汇总表格登记其姓名、性别、调查日期等内容。登记的个人信息应真实、有效、完整，最好对照有效证件登记。

## 3 注意事项

a）如实向调查对象介绍项目的内容、意义及个人权利与风险等重要信息，不得隐瞒、欺骗调查对象。

b）填写表单时字迹应清晰完整。

c）签署后的《知情同意书》应妥善保管。

d）对调查对象的个人信息必须严格保密。

e）如登记后立即参加调查项目（如体检、问卷等），登记调查人员还应向调查对象发放调查所需物资（如需要），并指示其按照研究要求按顺序完成调查项目。

# 第四节 问卷调查

问卷调查是大型人群队列研究收集数据的主要方式，而访谈式问卷又是目前最常用的。可以根据研究目地确定问卷内容，可以选用经过多次应用成型的问卷、可以翻译外文的问卷、也可以自行开发和编制问卷。问卷内容大体包括一般社会经济学信息、生活方式（吸烟、饮酒、体力活动、饮食等）、精神心理状态、个体健康（疾病史、家族史、用药史等）、女性生育史，以及其他研究所关注的问题。尽管问卷结构与内容无法一概而论，但实施问卷调查要遵循基本的规范。

## 1 调查工具

从载体上来说，问卷可分为纸笔问卷和无纸化问卷。纸笔问卷以纸质问卷表为载体，通过书写或勾填来记录结果，具有方便易行、成本低等优点，但问卷的填写质量不易控制。

无纸化问卷一般以软件程序的形式，安装在便携式电子设备（如笔记本电脑、平板电脑）上。电子问卷节约资源，便于保存，还可以进行逻辑检错，调查质量高，但设备和程序开发的成本较高。

大型人群队列研究推荐采用无纸化问卷方式，可以保证研究数据库的质量。

## 2 调查人员

问卷调查人员应满足以下要求：

a）经过统一培训，认真阅读问卷，熟悉问卷各指标的含义。

b）使用无纸化问卷的调查员应有一定的计算机基础，能熟练操作调查所需的设备。

c）熟悉当地语言，能用当地语言与调查对象正常交流，熟悉当地生活方式和习惯。

d）善于沟通，耐心和蔼，头脑灵活，能控制交谈局面。

## 3 询问要求

问卷调查最基本的询问要求，是忠实于问卷原义，向对方提出问题，并按照对方回答的原义记录答案，不得主观歪曲或过度解释问卷问题和回答的意义。

询问过程中，调查员应注意以下事项，以提高调查对象的配合程度，以及收集数据的真实性：

a）问卷调查开始前，先简单介绍问卷所涉及的大致内容以及具体步骤。可将一份问卷调查表样件交由调查对象过目，以帮助调查对象正确地理解每个问题的内涵及可能的答案选择范围。

b）询问调查时，态度应友好稳重，给人以信赖感，谈话过程中面带微笑，并进行必要的眼光接触和点头，以增加沟通时的亲和力。

c）具体提问时要力求客观准确，防止主观引导，以避免出现带有偏倚性的回答。询问时可使用简明而通俗易懂的地方话，避免使用医学专业术语。提问时的口齿要清晰，语速要适度，声音要响亮有力，并有抑扬顿挫感。

d）对于问题的解释应忠实原义，不要随意添加自己的观点。如调查对象某一个问题的解释不明确,可作适当注明,但要避免带有倾向性和提示性的解释,以免误导。对提示后仍不明确具体答案者,可提示调查对象根据首次对问题做出反应时的答案进行选择。

　　e）如调查对象咨询问卷以外的问题时,调查员可做简单解答,但掌握时间和节奏。

### 4　质量控制手段

调查人员的水平可以影响问卷调查收集数据的质量,且电子问卷较易实现实时的质量控制。因此,问卷调查的同时,应实施质量控制措施,保证调查数据的质量。可以采用的方法有:

　　a）在电子问卷中设置逻辑检错功能,对填写错误进行提醒或禁止录入。

　　b）设置监督员,监督询问的过程,检查每份问卷填写的完整性。

　　c）在询问的同时录音,并对照录音评价询问是否符合要求。

　　d）现场随机抽取研究样本进行问卷复查。

　　e）通过敏感指标对调查员进行统计学监测。

## 第五节　体格检查

大型人群队列研究现场调查一般都会设置体检项目,例如体格检查、影像学检查等。虽然体检项目的选择与操作因研究目的不同而有所不同,但总体上,体检的实施要遵循一定的原则和规范。

### 1　体检人员

体检项目的操作人员应接受操作培训。

对于专业性较强的体检项目,如影像学检查,操作人员应具备一定的工作经验。

应对所有操作人员予以岗前考核。考核确认熟练掌握操作方法、达到检查质量标准后,才可以进行实际体检项目的操作。调查期间也应进行定期或不定期的操作考核。

### 2　体检环境

体检项目的操作环境应满足该项目的要求。例如,配备相应的体检床、具备独立的空间、保证合适的亮度、温度等。

操作环境应注意对调查对象的保护。例如,对涉及调查对象个人隐私的内容,操作环境应设置在隔绝独立的位置,并设置遮挡。

### 3　体检器材和设备

体检应使用经过质量认证的器材和设备,医用设备应使用已获得医疗器械上市许可的产品。

同一体检项目应使用同一品牌和型号的器材或设备。

体检器材和设备应进行定期的标化和维护。只有经过维护并且标化合格的器材才能使用。器材与设备的维护要有相应的维护记录,记录每次维护的时间和结果,用于回顾和检查。

### 4 体检要求

调查开始前应根据调查目的、仪器设备操作方法、软硬件条件、流程安排等完成适合现场工作的标准操作步骤（SOP）。

体检的操作过程应严格按照 SOP 进行。

调查现场应指派相应的人员,检查操作人员的操作是否合格,对体检内容进行质控。

如果调查对象在体检过程中出现不适,应暂停检查项目,并请现场的医务人员检查后,方可继续或放弃检查。

### 5 体检流程

当现场调查中包含了多个体检项目时,应设计合理的体检流程,使参加者按照一定的顺序进行各项体检。

体检流程的设计以不相互影响为宜。有特别要求的项目一般设置在流程的后面。例如,肺功能检查需要参加者用力呼气,这会影响到血压。因此,血压测量应安排在肺功能检查前面。

体检流程设计应兼顾现场调查的组织协调,尽量减少调查对象在每个项目的等候时间。可将调查对象最感兴趣的项目安排在流程的后面,激励调查对象完成全部调查项目。

### 6 体检结果反馈和咨询

体检结果应向调查对象反馈,并根据结果给予相关咨询意见。体检结果最好在调查当时或当日就向调查对象反馈,并且结合结果给予咨询。这时,应该在调查流程(体检流程)的末端设置相应的岗位。

无法当天向调查对象反馈检查结果的,必须制订严格的操作、反馈流程,避免出现错发检查结果、捎带检查结果等问题。

# 第六节　生物样本采集

大型人群队列研究现场调查大多都会采集生物样本,例如血液、尿液、唾液等。生物样本采集的技术环节应参照相应的标准与资料。本节主要说明在现场调查中实施生物样本采集的一般原则与规范。

### 1 知情同意

人体生物样本的采集,必须在调查对象知情并且表示同意的前提下进行。调查对象应签署知情同意书。如果调查对象签署的是该研究的知情同意书,那么生物样本采集的内容必须在知情同意书上明示,并向调查对象解释清楚。如生物样本采集后将进行后续保存及检测,也应在知情同意阶段一并说明。

### 2 采样工具

应使用经过国家注册,获得食药监械准字的采样工具。使用时保证效期且包装无破损无污染。一次性物品需一人一用。

应使用合适的采样工具,以使用方便、对调查对象伤害最小、最大限度保护样本、采样后便于处理并满足研究需求为宜。

使用后的采样工具(包括耗材)按照医疗垃圾处理标准进行处理或销毁。

## 3 采样过程

采样之前采样人员应首先确认调查对象是否满足采样条件,例如空腹等。只有对满足采样条件的调查对象,才进行采样。采样人员必须佩戴手套,并且穿戴适宜的安全防护装备。侵入性采样(采血或其他),采样人员应获得相应的操作资质。

采样过程应有成文的 SOP。采样人员按照 SOP 完成采样。对于血液、尿液、粪便和唾液样本的一般过程,分述如下。

### 血液样本采集

调查对象一般需要在采样前 8~12 小时禁食、禁饮含酒精和咖啡因的饮料。队列人群的样本采集,应根据研究的目的及需要采集,非空腹采集需记录最近一次饮食的间隔时间。

根据研究需要定量采集样本(常规为 5~10ml),用统一标准的容器存储。

采集容器应根据研究目的及后续样本运输、处理、存储等要求选择。若采集的样本主要用于 DNA 提取或淋巴母细胞系的建立,建议使用 EDTA 抗凝采血管。蛋白质组学的研究建议使用 EDTA 采血管,以减少蛋白质裂解。若采集的样本必须进行细胞学研究,建议使用肝素锂采血管或 ACD 采血管。

当采集条件有限时,可以用血斑采集代替全血采集。

### 尿液样本采集

根据不同研究目的,尿液样本采集时间有以下几种:

a)晨尿:较浓缩、条件恒定,便于对比,能真实反映肾脏病情况。

b)随机尿:不为条件所限,适用于门诊、细胞学研究,受多种因素影响,有形成分浓度较低。

c)午后尿:适用于尿胆原和糖含量检测,可提高阳性检出率。

d)24 小时尿:适用于代谢产物 24 小时定量测定。

e)根据研究目的而定的其他时间。

采样容量应根据研究目的定量采集样本(常规为 15~50ml)。

尿液采集应选择无菌、干净且干燥的广口塑料或玻璃容器。若采集的样本用于毒理学分析,应使用高密度的聚丙烯容器以减少邻苯二甲酸酯等化学物质对样本的污染。可根据研究需求提前在采样容器中加入特殊保存液或防腐剂。

一般性采样无须进行消毒,仅细菌培养的尿液样本采集前应先对尿道口进行局部消毒处理。尿液样本要防止月经血、白带、精液、前列腺液、粪便等异物混入。应尽量避免月经期间采样,并告知留取中段尿,经期采样则需要特别注明。

### 粪便样本采集

采样时间和容量同样根据研究目的决定。

对于样本性质,在外观无明显异常时,应于粪便内外多处取样。若样本有明显异常时,应挑选异常成分粪便采集。若需要分析样本内微生物时,应从内部取样。

采集容器根据研究目的及后续样本运输、处理、存储等选择,根据研究需要可适当在采集容器内加入保存液。

**唾液样本采集**

调查对象在唾液采集前 1 小时应禁食、禁水，且不要进行口腔卫生护理。

唾液的采集可以使用专门的唾液收集器或容积合适的离心管。采样的方法较多，原则是不能留取痰液或泡沫样唾液，且应留取足量的清晰唾液。

### 4 样本信息登记

应在样本容器(如采血管、采尿杯等)上贴标签，标记该样本。最好使用条码标签，并且使用该条码(号码)与调查对象(如研究的编号)建立关联关系。

采样完成后，应登记样本信息，包括样本号码、采样时间、样品种类、采样人，以及其他研究要求登记的信息。

### 5 样本处理

采集后的样本应按照研究要求与样本特性进行处理，如离心、分装等。如需对样本进行现场检测，则应按照相应的操作说明进行检测。

如果样本采集后无法立即处理，需依照研究要求进行临时保存。要长期保存的样本，最好转移到生物样本库中，或符合样本库标准的实验室中。

### 6 样本转移

样本的发送与接收都应登记，并且填写相应的发送单与接收单。

样本转移前应进行包装。包装时有如下注意事项：

a) 包装中应采取相应措施，保证低温，如放置冷冻袋、干冰；
b) 包装中应放置温度记录仪，监控运输温度；
c) 包装中应适当地放置缓冲物，如泡沫，用于保护样本；
d) 外包装应贴上指示"此端向上"的标签。

应委托有资质的物流公司运输样本。

## 第七节　质 量 控 制

成功的现场调查必须是达到研究目的、质量合格的调查。采取相应的措施对工作质量进行控制和保证，也是调查过程中的一项重要内容。由于大型人群队列研究的现场调查本身就是一项比较复杂的项目，其质量控制措施也是一套有机的体系。前文的各个章节之中，已经对各个环节应有的具体手段进行了叙述。而本节将就质量控制的要点和原则予以说明。具体的措施与手法，更有赖于研究的设计者和组织者从原则与纲领出发，制订符合各自研究需求的方案。

### 1 设计与规划

要对现场调查的实施进行质量保证，首先必须有良好的设计和规划。设计与规划适用于本章所涵盖的所有环节，例如：

a) 选择适合的地区、调查对象、工作人员来参与和完成调查。

b) 调查中用到的设备、器材、物资、资料等要统一配备，并且经过标化、检验。

c) 调查流程设计合理，环节之间相互承接和辅助，互不为干扰。

d) 调查实施有相应的技术，尤其是信息技术的支持（例如专门的软件系统），而尽量减少人工操作。

e) 在调查过程中设置自动检查机制，例如，在电子问卷中设置自动检错功能；调查流程的各项目之间相互检查等。

f) 在有条件的情况下，大型人群队列研究应采用计算机系统支持，便于研究的各个方面可以及时、全面的质量控制。这是保证研究成功的基础。

## 2 标准操作步骤

在现场调查中，无论是何种操作，包括设置调查室、登记入选、体格检查、问卷调查、生物样本采集，都应该遵从 SOP。SOP 的写作应当清晰简洁，对操作过程的每一步骤作详细的说明。SOP 中的每一个步骤都应当可以执行，并且与调查时情况相适应。

## 3 记录过程

质量控制的另一个重要措施，是对操作过程的记录。在条件具备、资源充分的情况下，应当对调查中的每一个步骤与环节进行记录。如果调查有相应的信息系统支持，对过程的记录会相对容易。如果缺少信息系统，也应该记录过程中的关键信息，例如：

a) 操作者；

b) 操作时间；

c) 操作的用时，即开始和结束的时间；

d) 操作的关键环节，例如，可以通过录音记录问卷的过程。

## 4 培训、考核和监督

任何参加现场调查的调查人员，除了具备相应资质之外，都必须经过统一培训。培训的主要内容，是其所负责调查项目的操作。培训之后的调查人员应当熟悉并且执行 SOP。培训的内容还可以包括研究背景、调查项目的意义、现场调查整体规划等。

调查人员在经过培训之后，还要接受相应的考核。考核合格者方能正式进行工作。考核并不仅仅在培训结束上岗之前需要。为保证长时间内现场调查的操作规范，可以定期进行考核。考核成绩也是评价调查质量的重要参考。

另外，对现场调查的监督也必不可少。监督可以由调查队自行执行，可由队长做监督、或由队员之间互为监督。监督的内容同样是操作的规范，亦即调查队员的行为是否符合 SOP。研究的组织者也应当对调查进行定期的监督与指导。督导可以以考核为形式，目的在于确认调查过程符合研究的要求，并且对于存在的问题予以指导。

## 5 监测分析

现场调查的实施过程中，宜利用各种手段进行监测。尤其是在信息技术和系统得到应用之后，中心办公室或地区办公室能够在很短的时间内（甚至是实时地）获得调查数据。这时，使用统计学的方法，对重要的指标进行动态监测，并且根据实际数据对发现的指标水平进行研判，是极为有效的一种质量控制手段。

选择的监测指标，应该是能够反映现场调查质量的关键节点。统计时，可以按照不同的时间段、不同的地区、不同的调查人员等，计算和比较指标的差异，进而分析判断其对调查质量的影响作用。例如，如果某个调查人员所做的调查时间均明显低于平均水平，则可能提示此调查人员的调查质量存在问题；某个时间段内登记入选的人数骤然减少，则可能提示此时的动员与招募工作出现了问题。在一般的现场调查中，可以使用的监测指标包括：

（1）登记入选方面

入选人数或应答率：即某个时间段内登记入选的人数或应答率。

入选性别比例：即某个时间段内登记入选的男性与女性的比例。

入选年龄比例：即某个时间段内登记入选的对象所在年龄段的比例。

（2）调查执行方面

调查结果的缺失：即在全部的调查内容中，调查项目没有完成的情况。或某项调查内容里各个部分没有完成的情况。

调查时间：即完成整个调查过程或某个调查项目所使用的时间。该指标过长或过短，都可能提示调查时发生了状况。

调查指标本身：如果某个调查指标发生了异常的整体性变动，有可能是由于设备发生了故障或者 SOP 未能正确执行。

（3）生物样本方面

样本采集的成功率：即生物样本采集成功的比例。

样本质量相关率：如溶血率、空管率，也可从侧面评估采集成功率。

样本处理的时间：这个时间常常关系到样本本身的质量，需要重点关注。

需要指出的是，统计学监测仅仅是辅助研究管理者发现问题和评估质量的手段。问题的确认和解决更需要对现场情况准确的了解。监测的结果，可以用于对调查人员进行针对性的培训，抑或对仪器设备做维修和调整。

# 第三章

## 长期随访监测

做好长期随访监测工作,准确地了解队列人群中各类危险因素的变化、各种疾病的发生与发展情况、死亡情况以及人群迁移失访情况是大型自然人群队列研究工作极为重要的内容,也是大型人群队列研究能否取得成功的关键环节。

长期随访监测的目标人群为队列人群中参加基线调查的所有人。研究对象一旦完成基线调查,立刻启动随访监测工作。随访监测的终止时间为预期可以获得研究结局(如发病、死亡等)或研究对象发生迁移与失访的时间。随访监测的内容根据研究目的来确定,通常包括死亡监测、发病/住院监测、迁移和失访监测等。死亡监测主要收集研究人群中发生的各类疾病(包括传染病、慢性病和伤害等)所致的全死因死亡。发病监测主要涉及主要慢性疾病(如恶性肿瘤、缺血性心脏病、脑卒中、慢性呼吸系统疾病及糖尿病等主要研究结局)的新发病例监测;住院事件监测一般为全病种住院病例(或同时包括急诊和门诊病例)的收集。迁移和失访监测为队列人群中发生的迁移和失访情况。目前,随访监测的方式主要有 3 种。第一种是定期对队列成员开展重复的横断面调查;第二种是常规监测,即利用当前运行的各类监测系统或政府部门[如卫生计生、公安、民政(殡葬)、社会保障等]常规工作中形成的资料或数据库获取全部队列成员的结局信息;第三种是社区定向监测,即通过电话、电子邮箱、信件或入户调查等直接与队列人群联系,或将队列人群的随访名单提供给社区街道、居委会或乡镇、村的相关工作人员,并定期与他们联系,来获取队列人群的结局信息。

随着计算机信息系统的飞速发展,医疗就诊信息化的快速覆盖,医院信息管理系统(HIS)、综合式影像存档与传输系统(PACS)以及电子病历等逐步完善,公安、民政、卫生健康委员会等政府部门信息系统也渐趋完善,为各数据库间的链接提供了条件,进而方便了队列人群的长期随访。另外,我国正逐步完善全民基本医疗保险制度(简称"医保"),如城乡居民医保的并轨、不同城市医保体系的整合,均为高效全面的队列人群随访监测提供了机会。为了规范开展长期随访监测工作,及时、完整、准确地收集队列人群的结局信息,本章在长期随访监测技术的规范化研究的基础上,结合中国实际总结了 7 项随访监测技术,分别为基于多系统的死亡监测技术、基于多系统的发病监测技术、基于多途径的迁移和失访调查技术、基于医保系统的住院事件监测技术、社区定向监测技术、终点事件审核技术和随访监测质量控制及考核技术,以下逐项介绍,力求为国内大型人群队列研究随访监测工作提供参考与借鉴(图 3-1)。

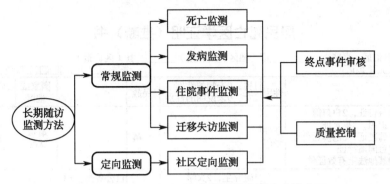

图 3-1　大型人群队列研究长期随访监测方法简介图

# 第一节　基于多系统的死亡监测

死亡是队列人群长期随访监测的重要结局,它既可作为研究的主要结局,也可作为其他研究结局的竞争结局。死亡监测是监测队列人群中发生的、由各类疾病或意外伤害造成的死亡。通过死亡监测,可以准确了解队列人群的死亡率水平、死亡原因及变化规律,获得队列人群中各类危险因素与发生死亡的疾病之间的关系,为危险因素与疾病死亡的联系提供科学依据。

由于全国各地区间经济发展的差异以及卫生服务资源的不均衡,死亡监测基础水平各不相同,工作模式也趋于多元化。虽然目前有 605 个国家死因登记点(disease surveillance points,DSP)覆盖了 31 个省(自治区、直辖市)和新疆生产建设兵团,部分省也对全人群开展死亡监测,但仍有不少地区尚未规范开展或未开展死亡监测。而目前大型人群队列建设在我国人群医学研究中越来越受到重视,特别是我国精准医学研发计划立项,很多人群队列如百万级大型自然人群国家大型队列、重大疾病专病队列及罕见病的临床队列等均在建设中。大型人群队列死亡监测技术规范的建立,有利于不同地区、不同研究条件下死亡监测方法的相对一致,保证死亡监测数据收集的准确与完整,对后续大型人群队列研究开展随访监测跟踪死亡结局具有指导意义。

## 1 监测对象与内容

### 死亡监测对象

队列人群中参加基线调查的所有人。

### 死亡监测收集内容

死亡监测通过填写和收集国际通用标准、全国统一样式的《死亡医学证明书》(简称《死亡证》)来实施。全国统一使用的《死亡证》共四联。第一联是原始凭证,由出具单位随病案保存或按档案管理永久保存,以备查询;第二联由死者户籍所在地公安部门永久保存。第三联由死者家属保存,第四联由民政部门收集保存。

《死亡证》的内容包括三部分(图 3-2):

一般项目:姓名、性别、民族、主要职业及工种、身份证号、户籍地址、常住地址、生前工作单位、出生日期和死亡日期、实足年龄、婚姻情况、文化程度、死亡地点、疾病最高诊断单位及诊断依据、可以联系的家属姓名、联系电话及住址或工作单位。

# 居民死亡医学证明（推断）书

_____省（自治区、直辖市）_____市（地区、州、盟）_____县（区、旗）

行政区划代码□□□□□□ 编号：□□□□□□□□□□□□□□□

| 死者姓名 | | 性别 | 1男，0未知的性别<br>2女，9未说明的性别 | 民族 | | 国家或<br>地区 | |
|---|---|---|---|---|---|---|---|
| 有效身份<br>证件类别 | 1身份证，2户口簿<br>3护照，4军官证<br>5驾驶证，6港澳通行证<br>7台湾通行证<br>9其他法定有效证件 | 证件<br>号码 | | 年龄 | | 婚姻<br>状况 | 1未婚，2已婚<br>3丧偶，4离婚<br>9未说明 |
| 出生<br>日期 | 年 月 日 | 文化<br>程度 | 1研究生，2大学<br>3大专，4中专<br>5技校，6高中<br>7初中及以下 | 个人<br>身份 | 11公务员，13专业技术人员，17职员<br>21企业管理者，24工人，27农民，31学生<br>37现役军人，51自由职业者，54个体经营者<br>70无业人员，80离退休人员，90其他 | | |
| 死亡<br>日期 | 年 月 日<br>时 分 | 死亡<br>地点 | 1医疗卫生机构，2来院途中，<br>3家中，4养老服务机构，<br>9其他场所，0不详 | 死亡时是否处于妊娠期<br>或妊娠终止后42天内 | | 1是，2否 | |
| 生前<br>工作单位 | | 户籍<br>地址 | | 常住<br>地址 | | | |
| 可联系的<br>家属姓名 | | 联系<br>电话 | | 家属住址<br>或工作单位 | | | |
| 致死的主要疾病诊断 | | 疾病名称（勿填症状体征） | | | 发病至死亡大概间隔时间 | | |
| Ⅰ.（a）直接死亡原因 | | | | | | | |
| （b）引起（a）的疾病或情况 | | | | | | | |
| （c）引起（b）的疾病或情况 | | | | | | | |
| （d）引起（c）的疾病或情况 | | | | | | | |
| Ⅱ.其他疾病诊断（促进死亡，但与<br>导致死亡无关的其他重要情况） | | | | | | | |
| 生前主要疾病<br>最高诊断单位 | 1三级医院，2二级医院，3乡镇卫生院/社区卫生服务机构，<br>4村卫生室，9其他医疗卫生机构，0未就诊 | | | 生前主要疾病<br>最高诊断依据 | 1尸检，2病理，3手术<br>4临床+理化，5临床<br>6死后推断，9不详 | | |
| 医师签名 | | 医疗卫生<br>机构盖章 | | 填表日期： | | 年 月 日 | |
| （以下由编码人员填写）根本死亡原因： | | | | ICD编码： | | | |

# 死亡调查记录

| 死者生前病史及症状体征： |
|---|
| |
| 以上情况属实，被调查签字： |

| 被调查者<br>姓 名 | | 与死者<br>关 系 | | 联系<br>电话 | | 联系地址<br>或工作单位 | |
|---|---|---|---|---|---|---|---|
| 死因推断 | | | 调查者签名 | | 调查日期 | | 年 月 日 |

注：①此表填写范围为在家、养老服务机构、其他场所正常死亡者；②被调查者应为死者近亲或知情人；③调查时应出具以下资料：被调查者有效身份证件，居住地居委会或村委会证明，死者身份证和/或户口簿、生前病史卡。

图 3-2 《死亡医学证明书》样例

与死亡有关的疾病诊断项目：致死的主要疾病诊断、疾病名称、发病至死亡大概时间间隔、根本死亡原因及 ICD 编码。

其他项目：住院号、医师签名、填报日期、统计分类号等。

### 《死亡证》的填写要求

死亡原因（cause of death）是指所有导致或促进死亡的疾病、病态情况或损伤以及造成任何这类损伤的事故或暴力情况。这个定义不包括症状、体征和临死方式，如心力衰竭或呼吸衰竭。

死亡原因是《死亡证》填写的关键内容，它指的是导致死亡的疾病、损伤或并发症。

第Ⅰ部分是用于填写导致死亡的疾病以及更早的原因，这是必须要填的部分。按照导致死亡的顺序填写，(a) 由 (b) 引起，(b) 由 (c) 引起，(c) 由 (d) 引起，填写的行数是不限定的，根据情况可增加填写 (e)、(f) 等行；每行只能填写一个疾病，(a) 行至少要填写一个疾病，不要只填写临死情形，例如"呼吸衰竭""循环衰竭""全身衰竭"。

第Ⅱ部分是对第Ⅰ部分内容的补充，用于填写与致死疾病无关但对死亡有影响的情况，按照严重程度依次填写。

发病到死亡的大概时间间隔：指第Ⅰ部分报告的每个疾病从发病到死亡之间的时间间隔。

### 根本死因确定及编码

对于《死亡证》上所有死因，需要根据国际疾病分类第十版（ICD-10）的有关规则选择出根本死因并编码。根本死因（underlying cause of death）是指直接导致死亡的一系列病态事件中最早的那个疾病或损伤，或者是造成致命损伤的那个事故或暴力情况。死因分类与编码均由经过培训的专业人员来进行。当《死亡证》上填写的内容无法进行准确编码时，务必及时询问死因知情人员，进行必要补充与核实后再进行死因分类与编码。

## 2　监测方法

### 常规监测

常规监测指通过相关政府部门（包括卫生、公安、民政、社会保障等）当前运行的各类监测系统或常规工作中形成的资料和数据库，从中筛选出研究所需的随访信息，收集研究对象各类死亡、发病、迁移和失访等终点事件。对于死亡资料来说，由各级疾病预防控制中心承担的国家死因登记系统是目前最为完备的数据源。尤其是在卫生、公安和民政 3 个系统常规交换死亡信息的条件下，死因登记不仅在内容上满足队列研究的监测需要，而且数据的完整性也能得到保证。因此，本节主要以死因登记为例，介绍死亡事件的常规监测方法（图 3-3）。

（1）死因登记的一般程序

已建或在建的居民死因登记报告系统会登记发生在队列研究辖区内的所有死亡个案。该系统的覆盖率及收集质量关系着辖区内研究人群的死亡报告率及漏报率。队列研究以死因登记数据为基础，完成对研究对象死亡的监测。

对于不同类型的死亡人员，死因登记的一般程序是：

医疗机构死亡者：凡在辖区内各级医疗机构发生的死亡个案（包括到达医院时已死亡，入院前急救过程中死亡，或在院内诊疗过程中死亡），均应按统一规范要求，由诊治医生作出诊断并逐项认真填写《死亡证》，然后将其交至医院防保科，并由防保科工作人员每月录入死因登记系统。

家中死亡者：凡在家中发生的死亡，由所在地的社区卫生服务机构或承担该地区预防保健任务的医疗卫生机构（含村卫生室）的医生，根据死者家属或其他知情人提供的死者生前发病、就诊、治疗情况和（或）医学诊断，填写《死亡证》，并每月录入死因登记系统。

意外死亡者：对于未经医疗部门诊治的意外死亡，由当地卫生部门与公安以及民政（殡葬）部门合作，每季度到这些部门的相关科室抄录意外死亡名单，进行入户调查后完成《死亡证》第一联信息。

（2）死因登记数据的利用

当地的死因登记一般由疾病预防控制机构管理。在利用该数据前，应了解当地死因登记程序是否包含与公安销户名单及民政殡葬名单的多部门核对，判断数据库是否存在死亡漏报。如存在漏报，则需要额外从公安与民政部门获得相应的死亡名单，作为死因登记数据库的补充。

将队列随访名单与死因登记数据库（和公安与民政部门的死亡名单）匹配，筛选出队列人群的死亡名单。获取并核对这些匹配死亡人员的《死亡证》，如填写符合研究要求，则使用该《死亡证》的信息。

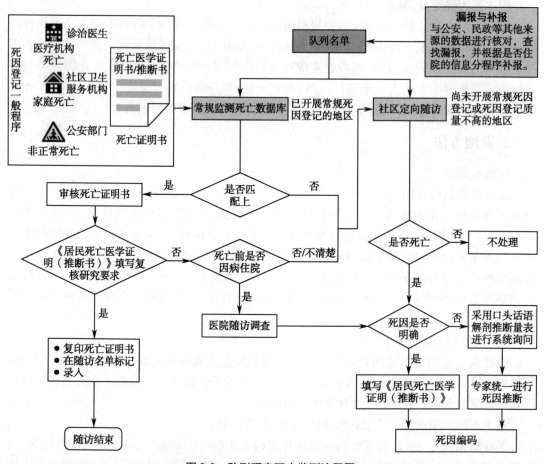

图 3-3　队列研究死亡监测流程图

如《死亡证》填写不符合研究要求，则需进行死因复核调查，由工作人员通过医院随访或社区随访来完成死因的收集。如果死亡来自于公安或民政部门的死亡名单，并未签发或无法获取《死亡证》，同样需要进行死因复核调查（详见 3 死因复核调查）。

### 社区定向监测

对尚未开展常规死因登记，或死因登记质量不高的研究地区，在规范的监测体系建立前，需采用社区定向报告程序，依托乡村医生或社区保健医生，对研究对象的死亡进行登记和报告（详见第五节：社区定向监测）。

### 漏报与补报

研究应定期与其他部门[如公安户籍死亡注销名单、民政死亡火化名单、妇幼、计划生育专干和乡村医生等掌握的死亡名单（含新生儿死亡）]进行数据核对，查找死亡漏报；在与其他数据来源（如医保、病案、各类调查等）链接时，也注意收集死亡漏报病例。这类补充获知的死亡终点均需开展死因复核调查工作，根据是否曾住院的信息进入医院随访与社区随访的程序，并进行补报。

## 3 死因复核调查

随访监测过程中，如遇死因难以确定的情况，譬如病因复杂、疾病诊断不明、《死亡证》填写不规范或有矛盾和疑问、死前未就诊或死后未上报等，对任何死因不明而无法正确编码者，均须进行死因复核调查。在调查中，如果无法从病案记录或知情人处获得准确信息并作出死因推断者，须采用《死因口头话语解剖推断量表》（简称《死因推断表》）进行详细的询问调查，然后由医学专家作出推断，确定死亡原因。

对在医院死亡或生前曾住院治疗者，应以医院的病案记录为准。可根据住院号等查找相应的病史记录，并从中明确死因（详见社区定向监测技术规范中的医院随访）。对未曾住院治疗者，应由社区配合入户进行死因调查（详见社区定向监测技术规范）。如以前曾就诊而且患者家属保留有较为完整的住院或就诊记录者，入户调查时可直接查找相应资料，了解患者死前诊疗记录。传染病、精神疾病、肿瘤、孕产妇死亡等也可与相关专业机构核实。对入户调查后仍无法确定死因者，应用 WHO 统一推荐的《死因推断表》，按各大系统疾病的相关症状及体征进行详细的询问，然后统一汇总后由医学专家作出死因推理判断。

凡需要进行死因调查者，应在收到《死亡证》或获知该死亡事件后 1 个月内进行，事先预约并由居委会工作人员（城市）或村支书、村长或村医等（农村）一起陪同前往；调查人宜选择对死者生前病情比较了解的家属进行调查，如涉及一些比较敏感病情的死亡案例，直系亲属不愿配合或真实说明情况的，应设法向有关单位或其他知情者调查；调查询问应本着实事求是、客观公正原则，尽量避免主观性的诱导或暗示；如在调查中获悉死者曾有就诊史，应尽可能获取死者的病历和有关实验室等检查结果；如遇病情不清，可进一步通过死者生前工作单位、就诊的医疗部门和专业防治机构等有关部门进行追查。

调查时在《死亡证》背面做好记录。尽量使用标准的医学病名，并说明发病时间、诊断单位和诊断依据等。还应注意填写被调查者的姓名、与死者的关系、联系地址或电话，以便日后复查。

# 第二节　基于多系统的发病监测

发病监测主要是对队列人群中发生的各类主要慢性疾病进行新发病例的登记报告。随着医疗技术水平的不断发展，很多主要慢性病（如恶性肿瘤、脑卒中、糖尿病等）患者可以带病生存，发病人数远远高于死亡人数。因此，通过发病监测，可以准确了解队列人群某类疾病的发病水平及其变化规律，获得队列人群中相关危险因素与该疾病发病的关系的科学依据。

相比死因监测，发病监测的开展较为困难。开展队列人群随访时，根据研究目的来选择发病病种，同时兼顾可行性。一般来说，发病症状典型、医院就诊率较高、临床诊断标准相对明确且特异、不易出现漏诊或误诊的疾病（如恶性肿瘤、糖尿病、缺血性心脏病、脑卒中及其他研究病种等）监测起来可行性较高。但是目前全国仅心脑血管急性事件和恶性肿瘤的人群登记具有一定规模，分别分布在100个心血管疾病监测点和308个肿瘤登记点。另外，浙江、天津等部分省（直辖市）在全省（直辖市）开展了糖尿病监测。大型人群队列发病监测技术规范的建立，有利于不同地区、不同研究条件下发病监测方法的相对一致，保证发病监测数据收集的准确与完整，对后续大型人群队列研究开展随访监测跟踪疾病发病结局具有指导意义。

## 1　监测对象与内容

### 发病监测对象

队列人群中参加基线调查的所有人。

### 发病监测收集内容

除肿瘤登记外，目前全国尚无通用的《发病卡》样式，可以参照以下样式进行信息收集，或自行设计。《发病卡》通常包含以下主要内容（图3-4）：

一般项目：包括门诊号、住院号、姓名、性别、出生日期、身份证号、民族、职业、工作单位、联系电话、户籍地址等基本信息。

疾病诊断相关项目：包括疾病诊断（疾病亚型）、诊断依据、发病日期（确诊时间）、确诊单位以及死亡日期和死亡原因等。

其他项目：包括报告/诊断医院、报告/诊断科室、报告日期、报告人、备注等。

## 2　监测方法

### 常规发病监测

（1）疾病登记的一般程序

已建或在建的居民疾病登记报告系统会登记发生在队列研究辖区内的所有发病个案。随着疾病登记覆盖率和质量的提高，辖区内目标人群发病的漏报率也会逐步降低。队列研究以疾病登记数据为基础，完成对研究对象发病的监测。

从不同途径来源的疾病登记程序如下：

医院报告：各级医疗机构门诊及住院医生对本院确诊的以及在外院诊断、来本院初次就诊的疾病（如糖尿病、冠心病、脑卒中、恶性肿瘤等病例），及时填写《发病卡》，每月上报

# ××市慢性非传染性疾病发病报告卡

_____乡（街道）　　　　　　　　编号：_____

| 门诊号…………………………… | 身份证号 □□□□□□□□□□□□□□□□□□ |
|---|---|
| 住院号…………………………… | 联系电话 □□□□□□□□□□□ |
| ☆姓名……　☆性别……　☆年龄…… | 出生日期　□□□□年□□月□□日 |
| 民族………………… | 婚姻状况……… |
| ☆职业（具体到工种） | 文化程度……… |

☆户口地址…………区（县）………街道（乡）………村………组（门牌号）

☆实际居住地址（与户口地址不同者请填写）：
　户口地址…………区（县）………街道（乡）………村………组（门牌号）

| 疾病诊断 | | 诊断依据 |
|---|---|---|
| 高血压 | □1、Ⅰ级 | □①临床<br>□②血压测量　□□□/□□□mmHg<br>□③其他：_____ |
| | □2、Ⅱ级 | |
| | □3、Ⅲ级 | |
| | 并发症（有请注明）： | |
| 冠心病 | □1、心绞痛 | □①临床　　　　□②心电图<br>□③冠状动脉造影　□④放射性核素<br>□⑤血清酶检查　□⑥尸检<br>□⑦其他：_____ |
| | □2、急性心肌梗死 | |
| | □3、心律失常 | |
| | □4、心力衰竭 | |
| | □5、冠心病猝死 | |
| | □6、隐匿型心梗 | |
| 脑卒中 | □1、脑梗死 | □①临床　　　　□②病史<br>□③CT　　　　　□④脑脊液<br>□⑤脑血管造影　□⑥眼底检查<br>□⑦磁共振　　　□⑧其他：_____ |
| | □2、脑栓塞 | |
| | □3、脑出血 | |
| | □4、蛛网膜下腔出血 | |
| | □5、未分类 | |
| 糖尿病 | □1、1型 | □①临床<br>□②血糖　□□.□□mmol/L<br>□③葡萄糖耐量试验<br>□④其他：_____ |
| | □2、2型 | |
| | □3、其他 | |
| | 并发症（有请注明）： | |
| 诊断日期　□□□□年□□月□□日 | | 诊断医院 |
| ☆报告医院…　　　☆报告医生 | | ☆报告日期　□□□□年□□月□□日 |
| 死亡日期 □□□□年□□月□□日 | | 死亡原因 |

备注：1. 一律不得用铅笔填写。在相应的选填内容上打"√"，诊断依据可多选；
　　　2. ☆的地方及患病情况的表格为必填项；
　　　3. 实足年龄为目前年减出生年，生日在诊断日期之后者减1岁，小于1岁者填0岁；
　　　4. "诊断日期"填首次建立该疾病诊断的日期；
　　　5. 报告时病人死亡必须填写死亡日期和死亡原因。

图 3-4　发病报告卡样例

疾病登记报告管理机构。有条件的医院可以通过医院信息系统（简称 HIS 系统）数据导出或交换方式上报《发病卡》。医院防保科定期开展医院漏报调查发现的漏报病例，也通过上述方式报告。

死亡补发病：监测人员通过比对当地死因数据库与疾病发病数据库，发现上述需报告的病例未进行发病报告的，需调查核实后补报相应的《发病卡》。

其他途径：居民漏报调查发现的病例由当地社区卫生服务中心（乡镇/街道卫生院）开展漏报调查后 7 天内补报；其他专题调查、健康体检发现的漏报病例应在规定时限内完成发病卡补报。另外，村医（社区医生）在诊疗中、责任医生在建家庭健康档案或对特殊群体进行访视时发现需报告的病例，及时进行登记，定期报送社区卫生服务中心（乡镇/街道卫生院）。社区卫生服务中心（乡镇/街道卫生院）收到后，与所辖地区的发病库核对为未报卡时在规定时限内补报《发病卡》。

《发病卡》的填写有如下情况需要注意：

a) 同时发生两种或两种以上不同疾病的患者，应填同一张卡片，在备注中详细说明这些疾病的相应发病日期及诊断标准；

b) 脑卒中或缺血性心脏病均以急性期 28 天为界限，超过 28 天再次发病作为一次新的事件重新报告；

c) 恶性肿瘤报告的病例是经病理组织学、细胞学检查、手术及其他专门检查诊断，或临床诊断（排除其他疾病）确诊的原发肿瘤；复发和继发（转移）肿瘤，需在备注中注明原发部位及首次诊断日期；原发部位尚未知的继发肿瘤，在备注中注明原发部位不明。

（2）疾病登记数据的利用

疾病登记系统一般由疾病预防控制机构管理，也有可能由专病防治机构管理。

将随访名单与疾病登记数据库匹配，筛选出队列人群发病名单。匹配上的发病人员，核对其在疾病登记系统中的《发病卡》，如填写符合研究要求，则使用（可以打印）该《发病卡》。如填写不符合研究要求，则根据是否曾住院的信息进入医院随访调查与社区随访调查的程序，完成发病信息复核调查。来自医保部门疾病数据的病例如有同类问题也应进行发病信息复核调查。

**社区定向监测**

对尚未开展疾病登记的研究地区，在规范的监测体系建立前，可采用局部社区定向报告程序，依靠乡村医生或社区保健医生对其所在区域的研究对象发病进行登记和报告（详见第五节：社区定向监测）。

**漏报与补报**

研究可以定期对队列人群开展专项调查，查找发病漏报病例。在与其他数据来源（如医保、社保、病案等）链接过程中，也要注意发病病例的收集。通过这些途径收集到的漏报病例，均需组织开展发病复核调查补报工作，根据是否曾住院的信息进入医院随访与社区随访的程序（详见 3 发病信息复核调查）。

## 3 发病信息复核调查

随访监测过程中，如遇发病漏报、疾病诊断或诊断依据等填写不清楚或逻辑错误的情况，均须进行发病信息的再次调查。

对曾就诊或曾住院治疗者，应以医院的病案记录为准。可根据住院号等查找相应的病史记录，并从中明确诊断。对未曾住院治疗者，应由社区配合入户进行调查（详见社区定向监测技术规范）。如以前曾就诊而且患者家属保留有较为完整的住院或就诊记录者，入户调查时可直接查找相应资料，特殊疾病也可与专业机构进行联系，明确诊断信息。

## 第三节　基于已有信息系统的住院事件监测

随着计算机信息系统的飞速发展，医疗就诊信息化得以快速提升，医院内部信息管理系统、电子病案系统等也逐步完善。根据部门工作需要，目前存在一些目的不同而内容相近的针对健康有关的各种卫生信息系统，这些不断建成和优化的卫生信息系统都为队列人群的长期随访提供了条件。在开展队列人群发病监测时，利用有用的卫生信息系统数据进行住院事件随访（即对各类住院事件的发生情况进行长期而动态地监测），并通过医院原始病案记录，对新发的疾病，收集主要临床特征及诊断的相关数据，不仅降低了随访成本，增加队列研究的统计学效能和数据质量，而且显著拓展研究病种和研究深度。当前，国内的新型医疗保障体系具有政策保障性强、人群覆盖率高、涉及病种完整以及计算机信息系统完善等特点，为队列人群开展疾病长期随访工作创造了有利的条件。本节以医保信息系统数据为例，阐述基于已有信息系统的住院事件监测方法。在考察和使用其他信息系统时，也可以参照应用。

### 1　监测对象与内容

#### 监测对象
队列人群中参加社会或商业医疗保险人群，具体应参考当地的医保系统覆盖情况及医保数据的可及性。

#### 发病监测收集内容
在特定随访期间发生的所有重大慢性病门诊和住院事件及相关临床信息。

### 2　监测工作方法

#### 监测信息来源
医保信息系统是监测的信息来源。应根据调查区域设置情况选择适合的医保信息系统，如城市地区选择城镇职工、城镇居民医疗保险，农村地区选择新型农村合作医疗系统（新农合）或城乡居民医疗保险系统。同时考察当地是否仍有平行的其他系统，如省医保、铁路医保管理机构等。

#### 监测流程与方法
（1）确认队列人群的参保名单

根据队列人群的身份信息（身份证号）与医保信息数据库进行匹配、核实（包括死亡对象），由于城乡居民医保参保信息一年变更一次，原则上队列人群与各医保一年匹配一次。

如果队列人群或医保数据库中身份证号填写率较低或身份证填写错误率较高,单用身份证号匹配会造成漏匹,则需通过姓名、性别、地址等信息进行多次匹配、核实。

经过反复匹配和复核后,确认队列人群的参保名单,即医保信息收集的名单。

同时,队列人群应每年与医保终止数据库匹配,并根据终止名单,标明特定随访期间的死亡、迁移或退保的研究对象,动态了解和更新研究对象的参保情况。

(2)确定需要收集的医保数据内容

医保数据收集的内容需根据各队列研究的目的及需求来确定,一般包括研究对象个人及其住院医院的相关信息、住院事件的相关信息,主要为以下四大类:

个人信息:医保号码、姓名、性别、出生日期、身份证号码、详细居住地址等。

住院信息:医疗机构名称、医院编号、科室名称、住院号、入院日期、出院日期、入院诊断、出院诊断[名称和(或)ICD-10编码]、医疗类别等。

疾病诊疗信息:住院流水号(即报销号或交易流水号,各地使用名称可能有所不同)、住院期间各检查诊疗项目明细编码和(或)名称次数等。

其他信息:根据队列研究的目的及医保数据的可及性,还可获取与疾病相关的其他信息,如药品使用、普通门诊信息等。

**住院信息收集与整理**

根据最终确认的参保对象名单及需要收集的数据内容清单,在医保系统中导出特定随访时期因病住院治疗的所有疾病诊疗信息。

如果在医保数据中存在有住院事件但无相关疾病名称或其他问题的情况,应及时联系或亲访医保数据中提供的诊治单位进行查询与补充。

# 第四节　基于多途径的迁移和失访调查

失访也是队列人群长期随访监测的结局,如果研究队列人群失访比例较高,将会造成严重的选择偏倚。迁移、失访调查主要是对队列人群中发生的住址、户籍变动情况进行登记报告。通过迁移、失访调查,动态了解人群变迁情况,及时发现、追踪迁移成员,控制失访率,确保队列人群规范、持久地开展随访监测,最大程度的收集队列人群发生的终点事件。

随访监测一方面可通过当地公安系统户籍管理部门的常住居民搬迁记录掌握队列人群的住址变动情况,动态追踪队列人群的人口学信息;另一方面也可通过社区定向监测方法获得队列人群的迁移、失访信息。但目前国内尚无迁移、失访调查的标准规范。大型人群队列迁移、失访调查技术规范的建立,有利于保证不同地区调查方法的一致,对后续大型人群队列长期、动态追踪研究对象迁移、失访情况,准确掌握队列人群的变迁情况具有指导意义。

## 1　调查对象与内容

**调查对象**

队列人群中尚健在的研究对象,即排除死亡者。

调查内容

迁移、失访调查主要收集研究对象的联系信息，包括搬迁之前和搬迁之后。对于迁移的对象，一般要调查其原住址、搬迁后新住址、原电话、新电话等；而对于失访对象，尽管已经搬迁到随访能力可及的范围之外，仍需要尽量收集新的联系方式。

## 2 调查方法

### 常规监测途径

研究工作人员定期联系公安户籍管理部门，收集特定时期内登记在册的常住居民搬迁记录，与调查对象名单进行匹配，获得队列人群迁移、失访信息。或者通过医保、家庭健康档案等各类可获得的信息系统，收集队列人群的迁移、失访信息。

### 社区定向监测途径

根据队列人群地址所属村/居委会下发调查对象名单，向居委会干部、村干部、村医及居民、村民了解居民搬迁信息，或通过入户、电话、信件等方式联系调查对象，获取他们的迁移、失访信息。

### 企业单位定向监测途径

如果队列人群为某个企业、公司或单位员工，则以企业、公司或单位为监测单位来进行迁移、失访调查。

### 核实及登记

非本人或家属提供的迁移信息，需经电话或面访，逐一核实居住信息，并详细记录联系方式。

一旦确认调查对象迁移或失访，就应将迁移、失访信息记录下来，在随访名单标注，并将该研究对象的相关信息登记录入随访数据。

## 3 迁移与失访的判定标准

### 迁移的判断标准

调查对象住址和户口迁离原调查住址，但仍可收集到随访信息，判为迁移。

调查对象户口不在调查区域，本人在调查区域居住，仍可进行随访监测的，判为迁移。

调查对象户口在调查区域，本人不在调查地居住（如长期在外地打工者、买新房子者、长期居住在外地孩子家中的老人等），仍可通过常规疾病死亡登记报告系统，掌握其健康等方面的信息的，不判为迁移，仍视为正常调查对象。

### 失访的判定标准

调查对象本人及户口均已迁出调查区域，且经多次查找、多种渠道无法得知去向，或经多次查找，虽有明确下落，但无法进行长期随访，判为失访。

多次联系定义为在 12 个月内，至少选择不同月份的 3 个不同日期，通过入户查找、电话联系、询问邻居亲友或居委会工作人员等途径确认。

调查对象搬出特定的辖区内（乡或街道），搬迁范围仍在原住址相同的区或县以内，通过常规监测或定向监测方式能够监测到，则不算为失访。

在确定调查对象为正式失访前，应严格进行确认，在多次查找、多平台多渠道确认，仍未能获取研究对象的确切信息（或确认已搬迁出调查区域）及死亡、发病、住院等结局时，方可最终确认为失访。

# 第五节　社区定向监测

将队列成员名单提供给研究社区街道、居委会或乡镇、村的相关工作人员，定期联系研究对象，用来确定迁移、失访状况以及常规监测的漏报情况，也可以用来获取结局信息，称为社区定向监测。

定向监测是对队列研究人群开展主动随访监测的一种方法。对于未开展常规死因登记与疾病登记的地区，是主要的随访方法。按照基线调查记录的联系方式，对随访名单中的调查对象采取社区随访、入户随访与电话随访等方法，了解研究对象的死亡、发病及迁移、失访情况。同时包括定期对填写不符合研究要求的死亡或发病报告卡进行核查及补充。

大型人群队列社区定向监测技术规范的建立，有利于在尚未建立全人群死亡、发病监测体系的地区，有规范的长期随访监测方法来收集死亡、发病与迁移、失访等终点事件，保证队列人群随访监测数据收集的准确与完整，对后续缺乏完善监测体系的地区开展大型人群队列随访监测具有指导意义。

## 1　监测对象与内容

### 监测对象
基线调查的所有研究对象。

### 监测内容
队列人群中发生的死亡、发病、迁移与失访，或任何研究所需的信息。

## 2　监测工作方法

### 随访名单的创建
依据基线调查记录的队列人群各成员的姓名、性别、联系方式等个人基本信息，以城市居委会或农村的自然村为基本单元来创建随访名单，并定期对随访名单进行更新，生成和启用新的随访名单。

### 终点事件（随访结局）的收集
根据随访名单，分乡镇/社区对队列人群进行随访跟踪，通过电话、入户或网络等各种联系方式获取队列成员的结局信息。

（1）首先确定合理的负责人。在城市社区，可以居委会为单位，由社区卫生服务中心人员或工作经验丰富、对该居委会情况较为了解的其他人员负责；在农村社区，以自然村为单位，指定村医或委托村主任、村支书、妇女干部等熟悉当地情况的人员负责。

（2）分社区领取或发放随访名单，开展集中培训，明确工作步骤、具体要求和职责。

（3）每年及时了解、掌握和上报随访名单中的人员死亡、发病（如糖尿病、恶性肿瘤、冠心病及脑卒中等）、搬迁和失访等信息。

常用的调查方式，包括入户随访和电话随访两种。

（1）入户随访

需要开展入户随访的情况包括：社区定向监测过程中发现的常规监测途径漏报或未报（未开展常规监测）的死亡与发病病例，常规监测途径虽有上报但其填写、记录存在问题，但又明确未入院治疗的病例等。需由经过培训的专业人员开展。

死亡随访：常规监测途径漏报或未报的病例，如生前曾就诊且家属保留有较为完整的住院或就诊记录，入户调查时应查找相应资料，了解生前诊疗记录，再进一步进行医院随访；其他病例需对最了解死者生前疾病与情况的家属开展死因调查。如经入户调查后仍无法明确确定死因者，需采用统一的《死因推断量表》进行详细询问调查，然后由医学专家根据死亡过程及死者的症状体征等作出科学合理的死因推断。

发病随访：入户调查着重了解与核对其是否曾在医院诊疗以及确诊的具体疾病。若曾就诊且保留有较为完整的住院或就诊记录，应尽量获取被访对象所保存的医院就诊记录，从中获取疾病诊断和治疗等方面的客观信息。对确诊病例填写《发病卡》；未确诊或未曾在医院诊治病例，可在随访名单空白处，简单记录随访日期及主要症状等，便于日后再次核实。曾就诊但资料保存不完整病例需进行医院随访。

迁移随访：对社区上报的研究对象的迁移情况，一般不作入户调查，可直接在随访名单上记录迁移时间、迁移后新住址、新的联系电话等，并填写《迁移表》。

（2）电话随访

直接开展入户随访难度大的地区，可通过电话随访了解研究对象发病与死亡事件发生情况。电话随访的对象既可以是队列成员本人，也可以是其亲属或医院相关工作人员。随访具体内容见《死亡证》《死因推断量表》或《发病卡》等相关资料的收集，以准确掌握研究对象的发病、死亡和迁移等情况。

**医院随访**

如有条件还可与其他可获得发病、死亡、迁移与失访等结局的各种系统（如常规死因、发病监测系统、医保系统、病案系统等）进行核对，若其他途径尚未上报，或虽有上报但其填写、记录存在问题的调查对象，也需根据是否曾住院选择医院随访或社区随访来进一步调查补充。对在医院死亡或生前曾住院治疗者，应以医院的病案记录为准。随访时遇到下述几种情况均要进行医院随访。

a）《死亡证》或《发病卡》填写不规范，无法确定死因或疾病诊断，信息填写不符合研究要求，或项目之间相互矛盾、存在疑问，但从其他途径得知其曾因相关疾病住院治疗或住院后死亡。

b）社区随访发现调查对象死亡或发病，却未查到相应的《死亡证》或《发病卡》，但确知其曾因相关疾病住院治疗或住院后死亡。

c）入户随访未能得到家属或调查对象本人合作或其难以准确描述疾病或死因，但确知其曾因相关疾病住院治疗或住院后死亡。

d）队列成员发生其他与医院有关的情况。

进行医院随访前，首先应确定被随访者属于队列人群，然后抄录其姓名、性别、年龄、住院号等个人信息以便在医院进行查询。此外还应明确其就诊的医院、科室、医生姓名以及就诊日期，便于结合病史等进行病案查找或调查。

医院随访的重点是查询病史，以明确发病或死亡的诊治过程及具体诊断。医院随访须与医院医务科密切合作查找相应的病案记录。对未能查到病案记录或查后仍有疑问时，应与主治医生联系，了解死因或发病信息。医院随访完毕后，应详细填写《死亡证》《发病卡》等有关记录。

# 第六节　终点事件审核

随访终点事件是指研究对象出现了预期结局。大型人群队列研究中，由于预期结局众多，随访终点常常设置为个体死亡、发病或者整个研究工作截止。终点事件审核技术就是在随访监测过程中，通过查阅终点事件的原始医疗记录，确认所报告终点事件的诊断准确性，收集补充更加翔实的终点事件信息。目的是为了保证终点事件（发病、死亡）的真实性、可靠性，评价不同地区、不同医院报告的可比性，弥补发病或死亡病例报告、其他系统报告（如医保住院事件）信息不够全面的缺陷。

大型人群队列终点事件审核监测技术规范的建立，有利于不同地区、不同研究条件下终点事件的标准及确认方法保持一致，保证终点事件收集的准确与完整，对后续大型人群队列研究开展随访监测工作中终点事件准确性的审核具有指导意义。

## 1 数据来源与分类

### 数据来源

终点事件信息收集的来源，通常为以下三条途径：

死亡报告：通过多途径（居民死亡登记报告系统、社区定向监测系统等）获取队列人群的死亡报告个案。

发病报告：通过多途径（常规发病登记报告、社区定向监测系统、终点事件调查等）获取队列人群各类疾病发病报告个案。

其他信息系统住院事件报告：通过医保等其他信息系统，获取住院事件、大病或特殊病种门诊等信息。

在审核终点事件前要对所有不同途径收集的随访数据进行核查，以保证其一致性以及在整合进入数据库之前没有重复记录。

### 事件分类

研究目的、研究病种的不同会影响各种终点事件的审核质量，因此将终点事件区分为以下四类。

发病事件：指在参加基线调查后进行的疾病诊断，并且此前无同类事件的报告。

复发事件：指在参加基线调查后进行的疾病诊断，但在基线调查前或随访期间曾报告过这种疾病诊断。两次事件的时间间隔由所研究的疾病决定。

死亡事件：指在随访期间发生的死亡事件。

其他事件：任何为研究疾病指定的其他事件。

## 2 审核内容

**终点事件审核清单**

根据不同疾病制订相应的事件挑选标准,根据挑选标准对各种途径获得的终点事件进行筛选,形成终点事件复核清单。清单通常包括调查对象的基本信息(如姓名、性别、出生日期)、入院相关信息(如事件名称、入院日期、医院名称和住院号码)以及疾病相关信息(发病日期、诊断日期、诊断依据、疾病名称)。

**终点事件核心资料**

根据疾病种类制订每种疾病确诊所需要的核心资料,以提供专家进行诊断复核。核心资料基本包括病案首页、出院小结(或死亡记录)、入院记录或首次病程、主要临床检查及医嘱单等,主要临床检查根据疾病不同而不同,如脑卒中主要检查资料为 CT/MRI 检查报告,冠心病急性事件主要检查资料为心电图报告、血清酶学检测报告,各类肿瘤根据部位不同有所不同,通常包括组织学病理报告、CT/MRI 检查报告及实验室检查报告。几类慢性病收集的主要核心资料列表如下(表 3-1):

表 3-1 终点事件核心资料清单

| 疾病 | 核心资料 |
|---|---|
| 脑卒中 | • CT |
| | • 磁共振(MRI) |
| | • 磁共振血管成像(MRA) |
| | • 数字减影血管造影(DSA) |
| | • 经颅超声多普勒(TCD) |
| | • CT 冠脉造影 |
| | • 增强磁共振血管成像(CEMRA) |
| | • 颈动脉超声检查 |
| | • 心电图(ECG) |
| | • 24 小时动态心电图(Holter) |
| | • 超声心动图 |
| | • 脑脊液检查 |
| | • 血液高凝状态检查 |
| | • 美国国立卫生研究院卒中量表评分(NIHSS) |
| | • Barthel 指数 |
| | • 日常生活能力评分(ADL) |
| | • Glasow(昏迷)量表 |
| | • 改良 Rankin 评分 |
| 缺血性心脏病 | • 常规心电图 |
| | • 运动放射性核素试验(核压力测试、心肌显象) |
| | • 运动心电图 |

续表

| 疾病 | 核心资料 |
| --- | --- |
| 缺血性心脏病 | <ul><li>24 小时动态心电图（Holter）</li><li>超声心动图</li><li>冠状动脉血管造影术</li><li>血管内超声</li><li>CT</li><li>肌酸激酶 - 同工酶（CK-MB）和（或）肌钙蛋白 I 或 T 检验</li><li>经皮冠状动脉介入 PCI（带或不带支架）</li><li>冠状动脉搭桥手术 CABG</li><li>其他血管重建术</li></ul> |
| 恶性肿瘤 | <ul><li>放射学检查</li><li>超声</li><li>内镜</li><li>CT</li><li>磁共振（MRI）</li><li>核医学</li><li>手术探查 / 尸检（无病理）</li><li>特异的生化或免疫学</li></ul> |
| 慢性肾脏病 | <ul><li>血肌酐</li><li>尿微量白蛋白，蛋白或肌酐</li><li>肾穿刺活检</li><li>血液透析</li><li>腹膜透析</li><li>永久性血液透析通路</li><li>肾移植</li></ul> |

## 3 审核方法

**事件获取**

联系相关医院确认需要审核的终点事件病历可以查阅；核实研究对象和医院信息，找到病历并确认病历中的患者与需核实的对象为同一人；记录病历中的信息（如患者姓名、性别、出生日期、住院号码、入院日期、出院日期、存活状况、主要诊断等）；拍照收集调查对象的核心资料，主要包括病案首页、长期和临时医嘱、出院小结、首次病程记录以及病种诊断需要的各种检查报告。

**数据清理**

检查、审核及备份与核实数据。尽可能获得完整的原始记录，保证数据一致性和准确性。

**报告准确性的审核**

对在当地医院诊治的新发疾病患者,根据医院原始病案资料,采用统一的步骤和操作流程,逐个对相关终点事件进行审核,确认医院查找到的病历诊断是否与报告诊断一致。

**诊断准确性的审核**

将医院采集的与疾病相关完整的临床特征(如临床分型、肿瘤部位及病理类型等)及诊断依据等信息,提交给2~3位临床专家,根据统一标准的审核表格(通常按照最新国际诊断标准)及流程判断病例中的诊断与当前诊断标准是否一致。

# 第七节 随访监测质量控制

随访监测工作的核心是准确掌握队列人群的人口学概况,获得队列人群死亡、发病、迁移和失访的准确信息,为后期开展病因、危险因素验证获得准确结果提供保障。质量控制应贯穿随访监测工作的全过程,不仅对死亡、发病、迁移和失访数据收集的及时性、完整性与准确性进行检查和复核,还应对所收集的资料进行定期分析,以确保分布的合理性。此外,还应设立例会、培训及考核制度,加强现场工作的管理,提高随访监测人员的业务素养。

大型人群队列随访监测质控技术规范的建立,保证队列人群随访监测数据收集的准确与完整,对后续大型人群队列研究随访监测质量控制具有指导意义。

## 1 审核报告卡

**《死亡证》的审核**

对队列人群中死亡的研究对象填写的《死亡证》,首先要审核《死亡证》中各项内容填写是否有缺漏项,基本信息填写是否有逻辑错误,如有,应及时补调查与补填写;

其次,要审核是否有死因不明、死因填写不准确、死因填写不符合逻辑推导规则及国际疾病分类规则或其他难以确定根本死因的情况,如有,应让乡镇或社区以上级别的专业人员进行死因登记复核;

最后要重点审核各类诊断依据及死因调查记录,若发现有生前从未就诊的死者,应重新入户调查并填写《死因推断表》,进行准确的死因推断。

**《发病卡》的审核**

对队列人群中患有研究疾病的对象填写的《发病卡》,首先需审核各项内容填写是否有缺漏项,基本信息填写是否有逻辑错误,如有,应及时跟踪随访调查并补填写;

其次,要重点审核各类诊断依据填写是否完整及正确。如心肌梗死的报告卡,一般有心电图(EGG)及血清酶的诊断依据;脑卒中一般应有 CT 或磁共振的检查;恶性肿瘤通常应有病理检查。

## 2 评估监测数据质量

死亡与发病监测数据质量都可以从报告的及时性、完整性与准确性等3个方面来考察。

**死亡监测数据**

及时性:国家死亡监测数据的及时性主要考察两个指标:①从填写《死亡证》到录入死

因登记系统的时间；和②从录入死因登记系统到审核的时间。常规死亡监测中一般规定这2个时间分别为15天与7天。队列研究死亡监测数据的及时性也应当考察从录入死因登记系统到录入队列研究死亡数据库的时间，一般规定为不超过3个月。

完整性：可以通过计算队列人群中粗死亡率，并与队列研究地区人群的粗死亡率进行比较来评价队列人群死亡数据收集的完整性。

准确性：可以通过计算队列人群主要疾病的构成比，获得主要死因顺位及死因不明比例，与队列研究地区人群的死因指标进行比较；还可通过死因诊断机构分级评价死因报告的可信度。由于队列研究的死亡数据来源于医院、社区报告，因此为保证数据收集的准确性，应对比原始报告卡片、原始数据与录入队列随访数据库的死亡信息的一致性及准确性，同时对报告的根本死因准确性进行再次确认。

**发病监测数据**

及时性：考察从填写《发病卡》到录入队列疾病登记系统时间，一般规定在3个月内完成。

完整性：可以通过计算队列人群中发病报告率，并与队列研究地区人群的发病报告率进行比较来评价队列人群发病数据收集的完整性。

准确性：可通过诊断单位比例及诊断依据比例来评价发病报告的可信度。由于队列研究的发病数据来源于医院、社区报告，因此为保证数据收集的准确性，应抽取一定比例发病数据对比原始报告卡片、原始数据与录入队列随访数据库的发病信息的一致性。

### 3　失访比例

为了保证队列人群的稳定性，确保研究结果不产生偏倚，在队列长期随访监测过程中，确保5年以上累积失访率<10%，单年最大失访率不超过5%。

### 4　审核终点事件

根据从各途径获得的临床终点事件报告中筛选需要复核的终点事件，查阅与记录医院原始医疗记录中的核心资料，并拍摄核心资料照片，由临床研究人员来进行终点事件的审核，进一步评估终点事件报告的准确性及各级医院诊断的准确性。

### 5　开展漏报调查

每年至少在50%的被调查社区，抽取一定比例的家庭或个人进行社区调查和家庭访视，了解研究对象死亡及发病情况，并核对随访名单上是否有漏报或错误。

### 6　常规监测与定向监测的对比和复核

常规监测与定向监测之间的对比、复核，是随访监测过程中的一项重要质控措施。从报告事件的数量和质量两个方面，对比两个监测途径报告的及时率、符合率和准确率。

### 7　统计学分析

通过人群、病种、诊断依据、死因不明的比例分布的计算，以及随访事件的上报数、数据登录时间等，获得资料是否合理的评价。

### 人群分布

主要对死亡及发病人群的人口学特征进行分析，了解各类疾病死亡及发病的年龄及性别分布的合理性，以及与当地及总体研究对象人口学特征的一致性。

### 病种分类

着重了解研究对象因各种疾病而死亡的分布情况，并与当地相关年龄段人群的疾病谱进行对比，了解其分布的合理性。

### 诊断依据

在《死亡证》及《发病卡》中，都有诊断单位及最高诊断依据选项，通过对其按不同类别疾病进行统计分析和监测，可了解各疾病诊断的可靠性程度。如诊断依据中推断所占的比例过高，则需评估其对随访数据的质量及可信度可能产生的影响。

### 死因不明的比例

《死亡证》中死因不明的比例高低，也直接反映了死亡随访数据的质量。根据具体数据进行动态监测来及时发现问题。

## 8 随访监测工作的管理

随访监测是一项长期的工作，需要建立一套完善的工作制度，并经常给予督促和检查，方可保证高质量的运行与长期可持续性。一般常规监测如全国疾病监测点死因监测、全国心脑血管疾病监测点心脑血管疾病监测与全国癌症登记点癌症登记工作均有具体工作要求，在常规监测的基础上，要开展队列随访监测工作还需要逐步建立和完善相关的工作管理制度，以及对相关工作人员的专业培训和考核评估体系，认真收集队列人群结局数据信息。在具体工作中，应着重做好以下几方面的工作：

### 培训

新上岗的人员应接受随访监测技术培训；定期开展集中培训，对当年存在的问题进行反馈，进一步提高随访监测队伍的整体素质。

### 例会

定期召开工作例会，核对随访名单记录，收集死亡及相关疾病发病资料，交流长期随访监测经验；反馈死亡及发病报告中存在的问题；讨论编码或确定死因或疾病诊断有困难的案例等，以提高监测和报病的整体质量水平。

### 督导

抽取一定比例的研究对象的《发病卡》及《死亡证》进行填写质量检查；到社区检查和督导随访工作开展情况，检查随访名单等整理、填写、记录情况。

### 考核

每年对各基层随访监测单位进行考核，设定质控指标进行量化考核，对其中存在的问题进行协调和处理，质控指标选择以考核终点事件的及时、完整与准确为主，举例如下：

a）卡片报告及时率、完整率、准确率>95%。

b）队列人群随访监测失访率：5 年以上累积失访率<10%，单年最大失访率不超过5%。

c）队列人群粗死亡率：每年稳定在一个合理值（如自然人群死亡率大于5‰），死因不明的比例在3%～8%之间；死因顺位合理，每年保持一致。

d）队列人群某类疾病发病率，与队列所辖地区或邻近地区发病率相近；某类疾病诊断百分比在合理范围内（如肿瘤病理百分比在 66%～85%）；某类疾病诊断医院分级比例在合理范围（如肿瘤的诊断医院为乡镇级的比例应为 0）。

e）终点事件的复核：终点事件报告的准确率>90%；各级医院诊断的准确率>90%。

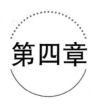

# 第四章

# 生物样本库的建设与管理

生物样本库(biobank)作为一种用于支持生命科学研究的结构化资源,它既包括来自人体的生物标本组织实物(如血液、尿液、组织、DNA 和细胞等),也包括由标本试验和分析过程产生的试验数据。建立规范化的生物样本库,对于更好地理解疾病发生、发展的生物学机制,促进疾病预测、预防、诊断和干预有重要作用。

近年来,大型人群队列建设在医学研究中越来越受到重视,特别是在我国精准医学研发计划中,人群队列建设项目占有很大比例。大型人群队列生物样本库建设规范化有利于提高队列生物样本库建设的质量,保证样本库建设低耗、协调、高效地稳步进行,对于后续基于大型人群建立队列生物样本库具有指导意义,同时对提升我国队列生物样本库规范有序的发展具有重大的国际战略意义(图 4-1)。

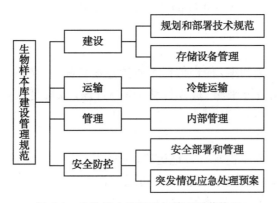

图 4-1　生物样本库建设与管理规范体系

## 第一节　生物样本库建设规划和部署

目前,国内生物样本库的建设仍存在样本管理无序、分散而不集中、缺乏标准化流程等诸多问题,大型人群队列生物样本库建设有其特殊性:样本采集需在项目现场集中进行,样本需由很多异地现场集中转运、入库,在长期保存期间持续会有定期调查、定期样本集中入库,或因专题研究要从大量分散保存的样本中挑样、出库、再入库,衍生生物样本的入库、保存等工作,这对队列生物样本库的基础设施建设和人员配置提出了特定性的要求。完善的队列生物样本库的基础设施建设和人员配置对生物样本库的合理合法及可持续运营有重要作用。本节将从规划、场地布局和环境这 3 个方面，对生物样本库的基本建设要求进行介绍。

## 1 规划

### 建设目标

在规划队列生物样本库时，应首先明确建库目标，阐明样本库服务的群体。明确建库目标可以从生物样本类型、样本库规模以及样本库功能等方面考虑。

样本类型：样本是指在某特定时间从受试者或捐献者采集到的组织、血液等。生物样本类型有多种（如血液、尿液、组织、粪便等），针对不同的样本类型和研究需求应有不同的设备设施。

规模：队列生物样本库规模应考虑队列样本存储的实际需求，包括样本类型、人群大小以及队列持续收样的时间等。

功能：队列生物样本库的基本工作包括样本采集、入库、处理、贮存和分发，应根据以上功能配备相应的人员、设备和设施。

### 建设方案

队列生物样本库建设过程中，应根据建设目标建立一个合理的设备、设施、人员和资金的配置架构，以及制定样本采集、处理、使用及销毁的相关规定，并严格执行，确保样本库能够提供高质量的样本。队列生物样本库应根据队列项目的实施年限制订长期的样本采集、储存、出入库和处理方案，确保样本库的持续发展与运营。

### 资金与财务

（1）总则

队列生物样本库规划初期，应根据样本库的建设目标、业务内容及预期寿命建立一个合理的财务预算，包括资金来源、成本评估、资金管理，以满足队列生物样本库的可持续发展。

（2）资金来源

为了使队列生物样本库正常有效地运行，应确保有足够的财政支持，包括获得国家财政补贴、接受公共或私人资金的资助等，也可通过样本库与合作单位共享样本收取一定的样本管理费用或对外提供技术服务等方式作为补充。

（3）成本评估

由于队列生物样本库各部门的职能存在交叉重叠，应开发一个准确的成本评估系统，主要分为样本库建设和运营的成本。建设成本包括设施费用、设备费用（如冰箱、储存柜、监测仪、寻呼机、手机等）、软件费用（样本管理系统、监测系统）等，运营成本包括人员费用（如工资、福利、培训）、耗材费用（如条码、试剂、个人防护用品、冻存管等）、能源费用（水电消耗、液氮消耗、干冰消耗等）、物流费用等。

（4）资金管理

队列生物样本库应在人员、样本、设备、设施等方面制订财务计划，包括详细的年度预算和 5 年或 10 年计划，并对长期的经营成本和收益进行预测。队列生物样本库应对对外服务项目建立规范的收费机制，以促进样本库的可持续发展。

## 2 场地布局设计

**场地规划**

在选址上，队列生物样本库的建设应尽量选址在地面以上并且通风良好的区域，尽量避免由于通风不畅造成的真菌滋生问题以及有害气体积累问题；还应注意避开地震、洪水等自然灾害频发地段。

在场地功能设计上，应顾全队列生物样本库的各个功能环节，功能环节应该包括样本采集、入库、处理、储存和出库。样本库包含的功能房间应有：行政办公区、医务室、医疗垃圾处理室、样本接收区（拆包整理室、信息录入室）、储存区（常温储存室、冷藏室、-20℃冷冻储存室、-86℃超低温冷冻储存室、液氮储存区、-196℃深低温存储室）、实验室、样本出库区等，每个房间的大小根据所建样本库规模具体而定，根据样本库的建库预算或实际需求可以增加展示区、中央控制室等区域。小型样本库应至少设置样本接收处理室、样本储存室。

在功能区的布局设计上，应结合样本库本身工作流程的要求，同时根据设施结构的特点，设置各功能区。

**样本库的设备**

（1）总则

队列生物样本库根据样本接收区、样本处理区、储存区和功能支撑区需要配备相应的设备，并且根据项目实施情况配备满足数量需求的设备。

选用设备时，可根据队列生物样本库的成本预算、设备的性价比、供应商等因素综合进行考虑。在设备正式运行前，必须对设备进行测试和验证。

根据经费、人员和规模等实际条件和需求，队列生物样本库可以考虑配备自动化设备。在选择自动化设备时，既要考虑生物安全和样本交叉污染的问题，又要综合考虑自身的需求和实际情况，以避免不必要的浪费。如对于医院里的小型样本库，建议选购一些小型自动化设备。

（2）功能区的设备

接收区的设备：接收区应有相应的防护设备、冷藏设备、信息录入设备、计量设备、包装设备。

a）队列生物样本库的个体防护装备应根据样本及实验操作的需要来配备，并符合GB 19489—2008 的规定，以保护样本的安全及工作人员的安全，如洗眼器、消毒液、手套、口罩等。

b）接收区应有冷藏设备以提供一定的冷藏空间用于样本接收及包装时的冷藏，包括装有冰袋的泡沫箱或塑料箱，用来盛放正在录入信息或暂存的样本。

c）接收区应有信息录入设备以便样本出入库时将样本及相关信息录入信息系统，包括装有样本跟踪程序的电脑和一定面积的工作台。

d）接收区应有必要的计量设备如电子天平以便在样本接收和其他相关操作时进行计量和检测。

e）接收区应有包装设备和材料以便在样本包装时保证工作的顺利进行，包括泡沫盒、冰袋、胶带、记录单、剪刀等物品。

f) 接收区应按照工作台的大小和实际工作需要配备一定数量的椅子,椅子应该可移动,且占地面积小。

g) 接收样本后需要对样本进行转移,样本量大时需要借助移动工具,因此接收区需要配备小推车。

处理区的设备:处理区的设备配置应符合 GB 19489—2008 的规定。

a) 根据需要处理的样本种类(如血液、尿液)及队列生物样本库的现状备有离心机、计量设备如电子天平、各种规格的移液器、实验工作台、灭菌和消毒设备、低温转运设备如生物安全运输箱等设备。

b) 为防止样本飞溅等常见实验潜在问题对人体造成危害,样本处理区的个人防护装备应包括实验手套、厚型隔热手套、口罩、护目镜、面罩、消毒液、洗眼器等装备。

c) 应根据处理区的实际面积大小,配置一定数量的可移动座椅。

d) 为便于样本处理过程中的管理,可以考虑在处理区配备至少一台装有样本跟踪程序的电脑,也可用于实验的记录与管理。

e) 如果样本量较大,人工处理费时费力,可以考虑配备自动化设备,目前用于样本处理的自动化设备主要有自动化样本分装系统、自动化样本提取和纯化系统。

储存区的设备:队列生物样本库应设有冷藏库或冷藏区并备有足够的冷藏冰箱,用于需冷藏的样本的储存或其他样本的冷藏暂存。

a) 根据储存样本的种类,样本库的冷冻区应配备相适应的冷冻设备,包括有热源的普通低温冰箱(温度可达 −40℃)、超低温冰箱(温度可达 −86℃)和深低温冰箱(温度可达 −196℃)。

b) 为防止供电中断给样本库带来损失,应确保有紧急情况下的备用电源。为防止机械制冷设备产生过多的热量缩短制冷设备的使用寿命,应该设有空调并配备温度监控系统和警报系统。

c) 为便于储存设备的移动,应该在储存区配置推车。

d) 由于储存区具有冷冻、常温爆炸等潜在的安全问题,应配置护目镜、保护面罩、厚型隔热手套等个人防护装备。

e) 队列生物样本库还可以根据实际需求配备自动化样本储存系统,对样本存储进行自动化管理。

f) 在空间和资金允许的情况下,队列生物样本库应考虑设置备用贮存设备。如果不具备条件,应确定附近单位能够提供备用贮存空间以备不时之需,在紧急情况发生时,样本库的工作人员能迅速地转移样本到备用设备。

功能支撑区的设备:各功能支撑区的设备应满足各部门职责需求。

a) 行政办公区作为最大的功能支撑区,负责队列项目方案设计、质量管理文件制定、财务预算等工作,需配备电脑、普通工作台、座椅、打印机等办公设备。

b) 医务室需要配备处理冷冻伤、实验药品中毒等事件的药品和仪器。

c) 展示区主要对外展示队列项目和队列生物样本库的功能,可以配备陈列柜、队列生物样本库模型、产品、电子介绍屏等。

### 设备的维护、维修及更换

队列生物样本库应建立设备支持系统和各种设施的维护系统,对所有的操作及设备系统进行预防性的维护和保养。

所有设备应在使用前进行校准、性能验证和测试，在维修后需要重新进行性能验证，验收的结果要存档以备审核，且设备性能验证与测试应定期进行。

设备应进行预防性维护和修理，如冰箱应定期清理过滤网、校准传感器以及进行箱内除霜。维护记录中应包括设备故障原因、故障日期、发现故障日期、故障测试、修理方法、维修结果等。

样本库需要对设备的维护和更换制订长期计划，并在决定对设备进行更换前需要做好相应的预算。

## 3 设施与环境

### 总则

队列生物样本库在建设过程中，应充分考虑到环境、安全等各方面因素，保证样本的安全储存、相关设备的正常运行，以及为工作人员提供安全舒适的工作环境。样本库实验区的设计和设施的规划应符合 GB 50346—2011 的规定。

### 建筑要求

a）队列生物样本库的地板应与样本库日常使用的设备和冷却剂相适宜，地板应便于清洁并方便设备移动。

b）队列生物样本库地面要求符合 GB 50034—2013 的规定。应有一定的承重能力，一般地板承重要求≥1000kg/m²。

c）储存区应至少给冰箱预留 5m²/ 台的占地面积。

d）冷库净高应超过 2.6m，库门净高不低于 2.3m，宽度不小于 1.5m，且冷库门底部与过道处在同一平面上，方便拖车（推车）、货架等的自由进出。

e）样本库应采用平移门，装备有内逃生装置，保证样本管理人员能从内部打开门自救。

f）冰箱区、样本整理区通道墙上需要安装参观玻璃，应统一使用防火材料。

g）应考虑在员工长时间站立的区域提供抗疲劳垫。

### 空调系统

a）队列生物样本库空调系统应符合 GB/T 18883—2002 的规定。

b）储存区应能调节不同的温度，保证区内足够的温控能力，防止排水管冻结。

c）室温条件下储存时应控制环境湿度不超过 40%。

d）4℃冷库区应控制温度为 2～6℃，−20℃冷库区应控制温度为 −25～−18℃，且为保持 −20℃冷库区温度均匀，应配置一定区域的低温缓冲间。

### 通风系统

a）队列生物样本库应设有良好的送风和排风系统以防止过于潮湿及冷凝水的生成，过于潮湿的环境会导致细菌、真菌的生长，影响样本质量和员工健康。

b）在使用冰箱和冰柜的区域应有足够的空气流动空间，防止温度过高而影响压缩机的性能。

c）冰箱放置位置与墙壁之间或两冰箱之间应保持一定的距离以便空气流通，−80℃冰柜应保证大于 40cm，其他冰箱和冰柜应大于 30cm。

d）在使用干冰、液氮及有有害气体产生的区域应有良好的通风和氧气浓度监测系统以保证区域中的空气质量和工作环境。

**给排水系统**

a）队列生物样本库实验区应设有良好的给水和排水系统，以保证实验的正常进行。

b）应注意实验排水具有酸碱性，排水需特殊处理并配置单独的排水系统。

c）在更衣室应设置紧急冲淋装置，实验区应有洗眼装置。

d）储存区尽量避免使用喷淋灭火，应采用气体灭火以保护重要仪器和样本。

**强电与弱电**

（1）强电

队列生物样本库的强电需求主要包括设备用电和照明，样本库应有充足的照明以保证安全的工作环境和样本的准确存取，光照的强弱要依照贮存条件、操作要求、样本的体积和类型、条码或标识系统来决定。

照明应有普通照明、工作照明和应急照明设施并符合 GB 50034—2013 的规定。

a）普通照明的光源可以是白炽灯、荧光灯、金属卤灯及其他，对照明条件敏感的材料和样本，在贮存和使用的过程中应采取适当的照明措施，样本库（实验室）核心工作区的照度不低于 350lx，其他区域不低于 200lx，并要求避免使用对样本质量有影响的光。

b）工作照明是辅助照明，在样本贮存密集或顶灯亮度较低的地方，需提供工作光照以读取微小标识，但使用工作照明时应考虑光源是否影响样本质量或贮存条件，如在冷冻样本附近有工作光照时，应使用不发热的光源如荧光灯，以防止样本融化。

c）在断电的情况下，应急照明是至关重要的，实验区域应设不少于 30 分钟的应急照明，用于指示紧急情况下的逃生线路，且应急光照需安装后备电池或者与后备发电机相连并符合 GB 7000.2—2008 的规定。

队列生物样本库应备有备用电源，以保证在外部供电出现问题的情况下仍能确保实验区用电的可靠性和样本储存的恒温环境。并应保证备用电源可以支持样本库运行足够的时间（一般不少于 48 小时），直到外部供电恢复正常。供电系统应符合 GB 50052—2009 和 GB 19489—2008 的规定。

（2）弱电

队列生物样本库的弱电需求主要包括网络、网关、电脑、电话的用电与接口设置，应根据样本库的实际使用需求具体安装。

# 第二节　生物样本库存储设备管理

随着大型人群队列的建立，如何实现大量生物样本的规范化存储管理成为亟待解决的问题，加强存储设备管理，有利于规范大型人群队列生物样本库建设，提高存储设备运转效率，促进大型人群队列样本的高质、低耗、安全存储，保障样本存储质量，提升大型人群队列样本库水平，为生命科学、公共卫生队列研究提供良好的资源平台，促进精准医学专项建立统一标准的人群队列样本资源库。

## 1　申购、验收和档案

生物样本库常用存储设备有冰柜、冰箱、冷库、液氮罐等，根据其品牌、技术、容量及能耗等有不同的型号。参照前文第一章第四节所述，设备应选择符合需要的型号，质量过硬并且配备相应的售后服务。

设备验收时也应填写相应表单。在制订了安装、运行确认方案后，应对储存设备进行调试，调试时按技术指标逐项试验，先做空载运转，再做负荷测试，记录各项指标是否达到要求，调试验收后，填写安装调试验收单，验收人签字后归档，设备方可投入正常使用。

样本库中应建立并维护存储设备档案。参照前文第一章第四节，使用设备时应做好相应记录，记录应包括所有校准和验证报告的复印件，内容应包括日期、时间、结果、调整、可接受性标准以及下次校准和验证的日期，适当时，还应有在两次维修或校准之间需进行的维护检查的次数等。可根据制造商的说明来确立可接受准则、程序和进行维护验证或校准的频次，以满足本要求的全部或部分内容。存储设备管理员负责设备清单的编制，并在设备有变时予以更新。

## 2　使用管理

### 存储设备标识管理

存储设备应配置标识，标识内容应包括设备名称、型号、设备唯一性编号和责任人。

### 存储设备标志管理

对于检定、校准合格、运行正常的设备，应配有合格标志。对于部分功能或量程能满足检验工作需要，而其他功能或量程有不合格的多功能或多量程的设备或降级使用的设备，应配有准用标志。对于检定或校准不合格、损坏待修或报废的设备、停用的设备，应配有停用标志。

### 存储区域环境要求

存储区域可设置空调系统、通风系统、除湿系统等，并配备环境（如温湿度、氧含量）监控及报警系统，以确保室内有毒气体含量低于国家要求的工作环境标准，并保证室内温湿度稳定在样本库规定范围内，维持存储设备与工作人员能有安全、良好工作环境。

存储区域应具有良好的照明系统，以保证充足的工作光照和日常照明需求，且备有应急照明系统保证紧急情况下的照明。

### 设备摆放要求

应使用安全警示带在存储库区内规划并固定不同设备的摆放位置，确保存储设备的固定性，禁止随意移动或搬动设备。

两存储设备之间或存储设备与墙壁之间应保持一定的距离，以保证适当的空气流通，减少散热不良导致设备寿命缩短。

### 存储设备监控管理

样本库应建立完整的设备监控系统，不间断地监控样本存储设备运行状况。相关工作人员应定期进行温度监控活动，可采用自动化的远程温度监控系统对所有存储设备的温度进行持续监控，同时记录其他重要参数。自动化远程温度监控系统应具备当存储设备温度触发温度限值报警时主动通知值班工作人员的功能。

对液氮存储设备存放区域,应配备氧气浓度监控系统,包括不同区域固定的氧浓度探头和便携式氧监控仪,以便识别存储区域内氧气浓度是否处于安全范围。

### 存储设备操作管理

存储设备在使用前,应按量值溯源管理程序,对具有量值的设备进行检定或校准。

每台存储设备应指定一名负责日常管理的责任人,经相应培训考核通过的人员方可使用设备,设备责任人和使用人应熟悉该设备的原理、操作规程和注意事项。

使用人员在使用设备时应严格按照设备的标准操作规程进行,并填写相应使用记录。

标准操作规程中应包含存储设备使用、日常维护步骤、参数设定信息以及故障问题处理等指导信息。

### 备用存储设备

样本库应依据存储设备故障率,设置备用存储空间,以备在紧急情况发生时,能迅速转移样本到备用存储空间。

### 自动化样本存储系统

自动化样本存储系统具有高通量、自动化、存取高效、绿色节能、样本质量稳定等优点。样本库可以根据实际需求,结合自身经济情况,配备自动化样本存储系统,对样本存储进行自动化管理。

## 3　维护、故障处理、停用和报废

### 设备维护

设备责任人应按照制造商的建议定期对设备进行维护和保养,设备使用人应按相关设备操作维护规范对设备进行日常维护。

操作维护规范针对不同类型的存储设备分别建立,而操作维护记录应针对每台设备分别建立。

对于新购、量值有飘移的、经常使用的设备,设备责任人应采用有证标准物质、比对、留存样本等方式进行核查,以确保校准状态的可信度。

### 设备故障处理

设备出现故障时,管理员应对设备贴上停用标志并报备相关负责人。

设备管理人员组织维修、检定和校准,合格后方可继续投入使用,设备责任人按规定做好设备的维修记录。

### 设备停用

对较长时间未使用的,设备管理员应提出停用申请,报部门负责人批准,并进行标识。

### 设备报废

当设备无法修复、计量检定达不到要求或设备使用时间超年限存在安全隐患时,设备管理员应提出报废申请,报部门负责人批准,并进行标识。

# 第三节　生物样本冷链运输

生物样本检测前的质量控制是生物样本管理核心内容。在很多科研项目中,生物样本采集单位并不具备生物样本存储、检测的资质,因此衍生了样本运输这一环节。冷链运输

（cold chain transport）是根据生物样本特性，为保证样本品质而采用从收集、运输到处理过程均处于低温状态的运输方式。目前国内生物样本冷链运输存在标准化体系尚未建立健全、基础设施结构不合理、不均衡等问题，随着新版 GSP 出台，医药冷链的管理体系也亟需完善，规范完善远途冷链运输有利于保证样本质量，避免样本的丢失和重复寄送等造成的损失，为样本质量控制评估提供有效支持，继而提高了检验结果的准确性和可靠性，为科学研究提供高质量的数据支撑。

## 1 运输总则

a）不同储存温度要求的样本应该分开运输。

b）注意包裹的重量，不要超载。

c）对于贵重样本，宜安排运输测试发现潜在的问题，在正式运输时采取正确的措施。

d）生物样本冷链运输应遵守由国际民航组织（ICAO）发布的《危险货物航空安全运输技术规范》，由国际航空运输协会（IATA）发布的《感染性物质运输指南》《危险品规则》《民用航空危险品运输文件》（MH/T 1019—2005）《可感染人类的高致病性病原微生物菌（毒）种或样本运输管理规定》（卫生部令第 45 号，2006 年）等国内外相关规定。

## 2 运输准备

### 运输需求

在运输之前，根据样本采集、存储、检测需要提出需求。

### 运输时间的安排

在运输前应提前了解货运所需大致时间、目的地国家或省市的公共假期，预估可能产生的过境延误，避免出现到货时间为周末或者重大节假日导致无人接收、延迟接收的情况。

### 运输方式的选择

样本的运输应由样本库的工作人员或有资质的生物物流公司来承担。选择物流公司前需对承运方能力进行调研，综合比较后根据运输需求进行选择。

根据样本的类型、运输的距离及时间和样本对温度的要求等选择合适的运输方式，一般情况下公路 12 小时能送达的可选用公路运输，其他可选用航空运输。

### 运输温度

根据样本长期存储、检测要求选择适宜的运输温度。

常温运输：在 8～30℃的温度条件下进行运输，必要时可使用制冷剂控制温度。

冷藏运输：利用胶体冰袋（又称生物冰袋，是一种生物合成高储能科技冰，储冷量大，比热容高，可重复使用。常温状态为透明胶块，在冷冻蓄能过程中不易变形起鼓，规整性较好，无毒无腐蚀）或其他制冷剂在一定时间内维持 2～8℃的温度。

−20℃冷冻运输：可利用专门为冷冻运输设计的冷凝包将温度调节在 −20℃甚至更低的温度下。

−70℃冷冻运输：可利用干冰将运输温度调节在 −70℃的温度下。避免在封闭的区域中使用干冰，以免引起快速窒息。干冰不能放在瓷的或者塑料薄膜的台面上。干冰运输过程中应使用绝缘手套和钳子，推荐使用眼罩，避免干冰接触皮肤和眼睛。废弃的干冰应该放在通风良好的区域进行升华。

　　−150℃冷冻运输：可利用液氮将运输温度调节在 −150℃下。液氮运输应当使用符合《液氮生物容器》GB/T 5458—1997 的相关规定和要求的运输容器。运输过程中应保证液氮充足，避免由于液氮溢出或挥发，降低低温保存的效果。防止液氮泄漏，液氮托运时应有固定基座并有一定的防震能力，能耐受常规的运输颠簸不会倾倒。

### 运输文件的准备

　　运输前应确认所有的运输信息以及运输目的地国家或地区要求的运输证明文件。运输文件应包括样本相关的信息如《内部装箱单》（置于箱内）《外部装箱单》（粘贴于箱外）等及与运输相关的文件和证明如《样本转运证明》和《动植物检验检疫证明》等。

### 入 / 出境运输准备

　　涉及生物样本入 / 出境运输，应符合《出入境特殊物品卫生检疫管理规定（总局令第 160号）》相关规定。因生物样品的特殊性，不能过安检机照射，报关人员可向当值报关员提出申请不过安检机。入境人体血液、血浆、组织、器官、细胞、骨髓等，应当提供主管部门的批准文件和医疗机构出具的供体健康证明和相关检验报告。

　　出境特殊物品涉及人类遗传资源管理范畴的，应当提供人类遗传资源管理部门出具的批准文件。

## 3　包装要求

　　涉及大量样品运输可分为多个小容器装运，以最大限度降低风险。

### 包装方法

　　生物样本运输应选用三层包装，满足 WHO 对有感染性物质运输的包装要求（图 4-2）。

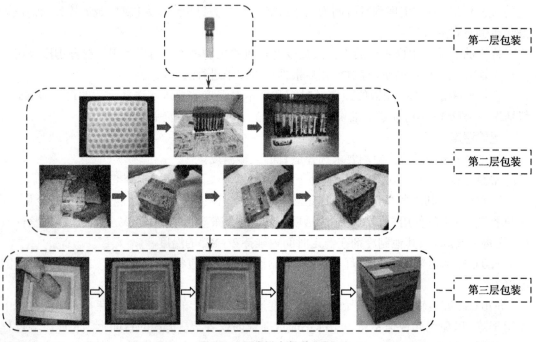

图 4-2　血液样本包装示例

a）第一层包装

内层容器应防水、防漏并贴有标签,样本直接存放于内层容器中。内层容器外面要包裹足够量的吸收性材料,以便内层容器打破或泄漏时能吸收溢出的所有液体。

b）第二层包装

第二层包装应防水和防漏,用于包裹并保护内层容器。航空运输时,第一层包装与第二层包装应能承受不低于95kPa的压差。对于有低温运输要求的样本应选择适量合适的冷冻剂置于第二层和第三层容器中间,覆盖住第二层容器。冷冻剂的量根据样本类型及使用目的、样本量、运输的路程及时间、整体包装的体积及重量限制、气候条件、季节和运输方式等预估。温度监控传感器应放置在第二层包装内且尽量接近第一层包装。

c）第三层包装

第三层包装应坚固耐压,以保护其内容物免受物理性损坏。随样本运输的文件应放在第三层包装和第二层包装之间,《外部装箱单》应贴在第三层包装外。第三层包装外应粘贴防摔、防压、防颠倒及危险品等安全运输标识。

### 干冰运输包装

干冰运输的包装材料须由化学惰性材料制成,对人体皮肤无刺激、隔热、不透水等,表面应当耐酸碱和有机溶剂腐蚀。干冰应放在由一个或者多个完整包装件组成的合成包装件中或辅助包装周围。干冰的外包装不能紧密封闭,必须允许二氧化碳气体的释放,避免造成包装破裂或者爆炸。干冰运输容器内部必须要有支撑物,以便干冰消耗掉后可以固定辅助包装。

### 液氮运输包装

使用液氮运输时,液氮容器设备要符合《液氮生物容器》(GB/T 5458—1997)的相关规定和要求,要有质量合格证并且确保容器在使用寿命内。样本必须用铝箔包裹或放入冻存管拧紧盖子再装入液氮容器中。样本袋在使用前先在液氮中预冷,避免在一只样本袋中放过多样本,以防取用困难。容器应在液氮条件下保持良好的机械强度和密闭性,以免取出时发生炸裂伤人。液氮容器应配有专门的固定基座,避免容器在运输过程中倾倒。液氮容器内胆应设置液氮吸附体。液氮运输最外层包装应加贴液氮的危害标签。

## 4 运输管理

### 运输的追踪和记录

样本包装、准备运输以及运输过程的详细信息应作好记录。

样本从运出到接收都应该被发送方和接收方同时追踪。运输开始前发送方应提供给接收方必要的信息,包括:货运单号、运输开始时间、详细样本清单、寄送方的联系信息等。

### 温度监控

样本运输过程中可采用实时温度监控,如温度超过正常储存范围应及时采取应急措施。

### 样本接收

样本开箱前,应准备好充足的人手、接收仪器和适量的冷冻剂,以保证清点样本处于合适温度。

样本接收时,应先观察样本各层包装的外观,检查有无破损,并记录状态。

打开包装箱后,应根据样本信息单核对样本信息并记录开箱时箱内的温度、冷冻剂情况、是否有容器的破裂和样本渗漏等。

样本接收时应根据发送方提供的信息清单核对样本数量、板号、编号、孔号。

最后，应详细记录样本接收过程，并及时将信息反馈给样本发送方。

### 应急预案

针对运输过程中可能出现的特殊问题，如飞机延误、汽车抛锚等造成延时到达或损毁和丢失等情况，应提前准备相关应急预案。

## 第四节　生物样本库内部样本管理

样本管理是生物样本库建设的一项重要内容，样本的代表性、有效性和完整性将直接影响检测结果的准确度，因此必须对样本的取样、接收、存储、出库以及样本的处理等各个环节实施有效的控制，保障样本质量，确保检测结果准确、可靠。综合生物样本存储管理流程如图 4-3。规范、科学的生物样本管理体系是质量体系安全、高效、经济运转的重要条件，有利于提高生物样本库工作效率，对提高生命科学研究的质量有重要意义。

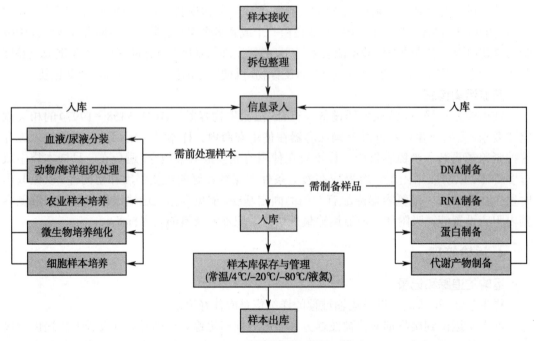

图 4-3　综合生物样本存储管理流程图

## 1　样本入库

### 样本入库流程

样本库应建立完整的标准样本接收入库流程。标准接收流程应包括入库申请审核、样本接收前准备、样本确认签收、整理入库等内容。

### 入库申请

样本运送至样本库前，送样单位应进行入库申请。入库申请应包括申请单位信息及样本信息、知情同意书等内容。

样本库应有项目联系人对入库申请是否符合对应项目立项书中样本的描述进行审核。若申请入库样本与立项时计划入库的样本不同,应退回修改。

### 样本接收

样本库应在接收样本前准备好对应存储设备、样本管理系统、接收所需耗材如泡沫盒、干冰等。

样本接收人员应在签收前确认样本包裹外包装完好。若发现有破损情况,应拍照记录,并反馈给送样单位。样本应转移至生物安全柜中处理。

拆包后,样本接收人员应对样本类型、样本状态、运输条件等情况进行确认。若有样本泄漏等异常情况应拍照记录,并反馈送样方,样本暂存。

### 整理入库

样本库应按实际情况建立具体标准入库操作流程,样本接收人员应严格按照标准入库流程整理样本入库。标准入库操作流程应包括样本入库具体操作、入库情况反馈、异常情况处理等内容。

## 2 样本存储管理

样本库应建立样本存储管理标准操作规程,并严格按照操作规程对样本进行样本存储管理。

### 样本存储温度

应根据样本的类型及后续研究内容选择合适的存储温度,在不损坏样本的前提下,最大程度减小其降解或代谢。常见样本类型和其对应存储温度如表4-1。

表4-1　不同生物样本建议存储方式及存储温度

| 样本 | 建议存储温度/℃ | 存储方式 |
| --- | --- | --- |
| 石蜡包埋组织及组织切片 | 24～0 | 存储柜 |
| 新鲜标本的处理、血液 | +4～0 | 冷藏冰箱 |
| DNA、蛋白样本、暂存的冰冻组织、冰冻组织切片 | −80～−20 | 冷冻冰箱 |
| 长期存储血液、血清、血凝块、非淋巴细胞、血浆、尿液、RNA | −130～−80 | 超低温冰箱 |
| 长期存储的新鲜冰冻组织和OCT包埋冰冻组织 | −150～−130 | 液氮(气相) |
| 血沉棕黄层、活细胞、精子 | −196～−150 | 液氮(液相) |

### 样本存储的容器

盛装样本的容器应能承受温度的剧降,能在低温下密封并长期存储。需要长期低温存储的样本应选择旋盖冻存管,防止样本污染和脱水。

### 样本存储的标签

样本存储的标签应该抗冻、防水、耐撕扯,条码粘贴应以方便读取为原则。

### 样本存储与管理

样本库应有一套完整的能与数据管理系统兼容的监控系统,监测并记录样本库内的环境变化,包括存储设备内的温度、实验室温度湿度和含氧量等。样本库应制订库存核实计划,根据数据管理系统记录的样本存储位置信息来进行核实,确保样本存储在正确的位置。

库存核实应保证至少每年一次,具体周期根据样本库的实际情况而定,另外可进行不定期的抽样核实,至少检查上次库存核实后新进样本的1%。

样本库应制订样本质量控制计划,按一定的周期对存储的样本进行检测,如提取样本中的 DNA、RNA 或其他生物分子进行比对分析,检测微生物样本的存活率、形态是否变异和是否受杂菌污染。

## 3 样本信息管理

样本库应有统一和完整的信息系统或数据库用于样本信息的记录与存储。

所有样本信息(采集、处理、存储、使用信息、捐赠者相关信息)和体检及临床信息都应在信息系统中记录。

样本库的信息管理系统宜与其他相关的数据系统(如样本采集医院的临床数据管理系统和其他样本库的信息管理系统)兼容或关联,以便共享样本信息和数据。信息系统要根据不同工作人员的职责设置不同的管理和访问权限,确保信息安全。

样本库的信息管理系统应满足样本追踪和检索的需求,建立安全保障,防止黑客入侵、计算机病毒传播、数据损坏等意外情况。

另外,应根据实际需求制订备份周期,按周期对样本信息与数据进行备份。

## 4 样本领取

样本的领取应先向伦理审查委员会和科学审查委员会提出申请,通过后方可领取。取样人员取到样本时应注意观察外观是否完整,应对样本在运输过程中的防护负责,保证样本的完整性。样本管理人员应做好样本的登记工作。

## 5 样本处理

### 样本的标识

根据 ISO/IEC 17025 的要求,实验室应具有检测和校准物品的标识系统,根据样本的标识应该能区分不同样本以及样本的不同试验状态。

a)样本的标识由样本管理部门统一编排,粘贴在冻存管上。

b)应保证各样本编号的唯一性和可溯源性。

c)应根据样本的不同检测状态、不同特点、不同要求,制订相应的标识。

d)样本在不同的试验状态时,应根据样本的不同特点和不同要求,做好标识的转移工作,以保证样本分析结果的可溯源性。

### 样本制备、检测

样本制备、检测应由掌握制备、检测所需技术并经考核的实验员,根据项目要求按制备、检测相应的标准操作规程完成。实验数据应实时记录于实验管理系统,并同步至样本管理系统。样本完成制备、检测等实验后的衍生物应由实验员对衍生样本按本技术规范样本入库要求完成入库存储。

## 6 样本转移

样本的使用或转移应先向伦理审查委员会和科学审查委员会提出申请,通过审核后方可进行。

样本库应建立具体的样本使用和转移流程操作规范,并严格按照规范进行操作。内部需要进行样本转移时或样本库以外的人员或机构有使用样本的需求时,均应按照样本使用和转移流程规范进行。

样本库的伦理审查委员会应制订伦理审查流程,根据伦理审查流程审核样本的使用是否符合伦理规范,审查内容包括申请项目的科学价值、研究意义、研究经费、研究方法和数据与信息的共享情况等。

## 7 样本销毁

当非稀缺样本的质量出现问题无法保证其应用价值时,为了不占用存储空间可将此样本销毁。

当样本捐赠人提出反悔意见,要求撤销知情同意书并销毁所捐赠的样本时,应遵从捐赠者的意见销毁样本,并删除相关数据信息。

样本库应建立销毁的具体流程规范,并按照此规范操作并记录,记录内容应包括但不限于销毁原因、批准和执行销毁的日期、处置方式、操作人员等。

# 第五节　生物样本库安全部署和管理

生物样本库建设快速发展的同时,其中管理不规范、缺乏安全有效的运行机制、组织结构设置不合理等重要问题也逐渐暴露,生物样本库的安全管理体系亟需建立。生物样本库安全体系的建立有利于实现生物样本库安全使用,推动生物样本库建设,为生命科学研究奠定坚实基础,对于后续基于大型自然人群队列生物样本库安全部署和管理具有指导意义,同时对提升我国生物样本库安全建设具有重大的国际战略意义。样本库的安全措施包括建立完善的安全管理体系,加强人员的管理、培训和安全意识建立,配备必要的安全设施和设备等。

## 1 安全管理体系建立

安全管理体系(safety management system)是指基于生物样本库安全管理的一整套体系,是样本库安全保障的重要组成部分,涉及思想、制度、教育、组织、管理、安全投入、设备、设备技术、运行维护等。构建安全管理体系的最终目的就是实现生物样本库安全、高效运作。安全管理体系的策划与建立主要包括:制定样本库的安全目标,成立生物安全评审委员会,明确管理职能,策划建立体系文件,实行安全检查,制定纠正预防措施及应急措施等。

### 目标

样本库安全目标的制订应考虑到目标的可量化,避免模糊;应按照现有条件,有可执行性;应分解目标到不同的职能部门和人员;应按照风险评估的结果,优先制订有重大风险的安全目标。

### 管理职能

样本库应设立生物安全评审委员会和安全管理小组。委员会负责指导安全管理小组的工作，负责样本库的生物安全政策；负责对涉及生物安全问题的研究方案进行评审，并负责审核、批准安全管理体系文件并发布。安全管理小组负责编写安全管理体系文件，组织和实施安全管理，降低安全隐患。

### 体系文件

样本库安全管理体系的建立，需要一套有效适用的安全管理体系文件作为基础。文件的范围和内容应根据样本库的职能内容和风险评估的结果确定，分为样本库安全管理手册、程序文件和操作文件。

### 安全检查

应根据安全管理体系文件的要求实施安全管理，并根据制订的安全计划对执行的结果进行检查并记录。

## 2 风险评估与风险控制

### 风险评估

（1）风险评估的要求

评估人员应为专业人员，应拥有样本库的知识背景和统计学的知识，能收集各方面的资料，进行风险评估。

风险评估要适用于样本库正常运行、维护、关停阶段，且要考虑样本库内、外部人员和物品带来的风险。

（2）风险评估的依据

安全管理小组负责组织各部门的有关人员按如下方面的要求进行风险评估：国家有关职业健康安全法律法规的要求；政府和行业组织有关职业健康安全文件的要求；样本库的职业健康安全方针、目标及相关方的要求。

（3）风险评估方法

样本库以专家评估法为辅，主要采用 LEC 评估法（详见附件）。

### 风险控制

安全管理小组负责组织进行风险控制的策划，并负责组织责任部门按风险控制的策划来制订实施计划，审核通过后按照计划制订相应实施方案。

采取风险控制措施应首先考虑消除危险，其次考虑降低风险，最后才考虑进行安全防护。

## 3 安全管理

### 准入权限

生物样本库应建立人员出入管理机制，仅允许授权人员进出。

### 人员的安全

样本库应遵守《实验室生物安全通用要求》（GB 19489—2008）、《安全标准及其使用导则》（GB 2984—2008），以安全管理体系文件为依据，结合实际制订安全手册，组织相关人员学习。

所有生物样本都被视为具有生物危害风险,相关工作人员应做好个人防护。

## 样本的安全

根据各类样本的可用性,应建立流程相对应的操作规范、指控点及样本防护措施,其中包括采集、分装、处理、储存、转运的各项技术规范、控制措施和跟踪记录,保证样本的稳定性与安全性。

## 生物安全

生物安全(biosecurity)是指由现代生物技术开发和应用所能造成的对生态环境和人体健康产生的潜在威胁,及对其所采取的一系列有效预防和控制措施。样本库的样本采集和使用的过程中涉及感染性因子、重组 DNA 以及基因修饰物质等安全问题,在开展前应通过样本库的生物安全评审委员会的评审,并符合《实验室生物安全认可准则》(CNAS-CL05)的规定。

所有生物样本都被视为具有生物危害风险,样本库建立应采取生物安全预防措施,遵守《实验室生物安全通用要求》(GB 19489—2008)。

## 化学安全

化学安全(chemical safety)包含许多科学和技术组成成分,其中包括毒理学、生态毒理学和化学风险评估过程,需要详细了解暴露和生物效应。样本库在储存和处理样本过程中用到较多辅助材料,包括化学试剂、手术器材、实验工具等,对这些材料应进行安全管理。

对于生物样本库内使用到有毒有害物质的工作区域,应遵守《危险化学品从业单位安全标准化通用规范》(AQ 3013—2008)。

## 废弃物安全处置

实验室废弃物应按照实验室常规处理原则进行处置。样本库所有样本都被认为有生物危险性,应该当作生物医疗垃圾处理以减少污染的危险。

## 环境安全

(1)设施安全

样本库应有良好的送风和排风系统,各类设备应有一定的安全间距。

样本库所有提供数值和数据的测量仪器都应符合《检测和校准实验室能力的通用要求》(GB/T 17025—2008)的规定,做好校准计划并实施。

样本库设施操作人员应参加设施操作培训并通过考核后方可操作设施。

样本库应根据商家或厂家的要求对设备进行评估、检修或更换。

(2)消防安全

样本库应做好相关消防预防措施,配备常用消防器材给水系统和无水阻燃剂灭火器并定期检查,对相关工作人员进行消防安全教育。

(3)供电保障

生物样本库应配备双路供电及配置备用电源,并遵循《供配电系统设置规范》(GB 50052—2009)。

(4)室温控制

根据《室内空气质量标准》(GB/T 18883—2002),生物样本库室内温度需控制在 16～28℃常温水平。

（5）湿度控制

根据《室内空气质量标准》（GB/T 18883—2002），生物样本库相对湿度应控制在 30%～80%。

（6）紫外线消毒

生物样本库需安装紫外线消毒设施，定期对生物样本库各功能区域进行消毒处理。

## 液氮安全

液氮存储区应设置通风系统及氧气浓度检测系统。

使用液氮或在液氮周围工作的人应该穿好防护服。无论何时都应穿着长袖工作服，扣好纽扣以免液氮冻伤。在有大量液氮的工作环境中，应佩戴面罩，防止液氮飞溅至眼睛或脸部。接触或处理含有液氮的东西时，应佩戴不吸水、绝缘的手套（耐低温手套）。

若不慎液氮溅到手上或者胳膊上，导致皮肤表面轻微变红但未起水泡，不需特殊处理。如果冻伤部位起水泡，应立即放入温暖的环境中暖和（40～46℃的水浴中或腋下），同时避免弄破水泡，并对冻伤部位消毒包扎后立即求医。

### 干冰安全

在含有干冰的实验室工作应穿防护服以抗低温。

干冰必须放置在通风良好的环境中，并对长期使用干冰的区域进行二氧化碳检测。

### 信息安全

样本库信息系统建设应符合《信息安全管理体系标准》（ISO27001：2013）要求。按照《信息安全技术信息系统安全管理要求》（GB/T 20269—2006），生物样本库信息系统应根据不同工作人员的职责设置不同的管理和访问权限，工作人员只能按照授权进行操作，操作记录应保留供查询。

样本库数据应存储于有安全备份功能的数据服务器上，并建立定期备份机制，指定专人对服务器和数据进行维护，对涉及捐赠者信息的文件进行密码保护和定期备份。

在进行样本共享和转运时，涉及样本信息的传输，相关管理人员需对涉及捐赠者和患者隐私信息进行保密处理。

### 附件：LEC 评估法

LEC 评估法是主观经验的判断，应当在评估时根据实际情况加以研究修正，以确保危险源能得到有效控制，保障员工的人身安全不受伤害。

LEC 评估法的公式为：$D=LEC$。其中，$D$ 为危险性，$L$ 为事故发生的可能性，$E$ 为暴露于危险环境的频率，$C$ 为事故发生产生的后果。

根据事故发生的可能性，给 $L$ 赋予不同的分值，如表 4-2 表示。

表 4-2　事故发生的可能性与对应的分值

| L 的分值 | 事故发生的可能性 |
| --- | --- |
| 5 | 完全可能预料 |
| 4 | 相当可能 |
| 3 | 可能，但不经常 |
| 2 | 可能性小，完全意外 |
| 1 | 很不可能，可以设想 |

根据暴露于危险环境的频繁程度，给 E 赋予不同的分值，如表4-3 所示。

表4-3　暴露于危险环境的频率与对应的分值

| E 的分值 | 暴露于危险环境的频率 |
|---|---|
| 5 | 连续暴露 |
| 4 | 每天工作时间内暴露 |
| 3 | 每周暴露一次，或偶尔暴露 |
| 2 | 每月暴露 1 次 |
| 1 | 每年暴露几次 |

根据事故发生产生的后果，给 C 赋予不同的分值，如表4-4 所示。

表4-4　事故后果与对应的分值

| C 的分值 | 发生事故产生的后果 |
|---|---|
| 5 | 大灾难，许多人死亡 |
| 4 | 灾难，数人死亡 |
| 3 | 严重，1 人死亡或受伤 |
| 2 | 重大，致残 |
| 1 | 引人注目，需要救护 |

危险性 D 的值为 L、E、C 三者的乘积，其等级划分如表4-5 所示。

表4-5　危险程度与对应的分值

| D 的分值 | 危险程度 |
|---|---|
| 65～125 | 极其危险，不能继续作业 |
| 49～64 | 高度危险，需要立即整改 |
| 28～48 | 显著危险，需要整改 |
| 9～27 | 中度危险，需要注意 |
| 1～8 | 低度危险，可以接受 |

# 第六节　生物样本库突发情况应急处理预案

　　生物样本库是一个庞大复杂的样本管理体系，在样本库的日常运营过程中，不可避免地会出现突发情况。为了进一步加强生物样本库的安全管理工作建设，应针对可能出现的样本泄漏、创伤、仪器设备安全、人为破坏和各种自然灾害等紧急情况，制订相应的应急措施和解决方案。生物样本库突发情况应急处理预案建立，对保证样本库正确应对和处理紧急事件，落实生物样本库规范化建设有重要的指导意义。

## 1 应急预案总则

### 处理原则

a）所有应急处理都应以维护人员安全，降低操作风险，减少样本损失为原则进行。

b）救援人员严禁单独行动，且行动时必须配备必要的个人防护器具，如手套、口罩、防护服等。

c）应对处理原因、流程、结果详细记录，必要时候拍照记录。

d）收集的泄漏物应移交有资质的单位进行无害处理。

e）样本库应配备基本的防护用具和急救医药用品。

### 事故调查与处理

凡发生安全事故必须逐级上报，不得隐瞒。安全事故发生后要做好相关现场保护工作，等待安全管理小组进行事故调查。

事故调查结束后上交文字报告，报告内容必须明确事故发生的时间、地点、伤亡情况、经济损失、发生事故的原因及相关责任人员。

对因人为原因造成的安全事故将根据情节轻重严肃处理。违反法律、法规的依法给予处罚，并追究有关当事人法律责任。

## 2 样本泄漏处理预案

### 样本运输或使用中的泄漏处理

样品在运输过程中或者使用过程中发生漏液、破裂，造成运输容器及其他样品管外部污染判断为不合格样品，应照相记录情况，并将样品暂存于指定的冰柜中，样本库出具《样品初检不合格报告》，由样品信息管理员与项目相关负责人沟通处理方式。

### 样本外溅处理

样本外溅到桌面、地板、仪器时，应立即用布或纸巾覆盖，然后倒入 1% 次氯酸钠覆盖 30 分钟（若为金属仪器，应使用 75% 酒精擦拭），然后把抹布、纸巾清理掉，再用清水擦拭。

样本外溅到实验服上时，需立即换掉被污染的实验服并消毒清洗，其他被污染的衣物亦应及时更换。

发生样本外溅应根据实际情况填写《样品外溅记录表》。

当液体类样本意外进入眼睛、口腔时，应立即用大量清水冲洗。液体类样本进入眼睛应开启洗眼器冲洗眼球，用球阀来控制水流大小，一般水压呈水柱泡沫状即可。

### 样本散落处理

冻存盒掉落或破裂导致样本散落：应及时收集样本，转移至液氮车或其他低温平面上并清点样本数量，检查样本外观是否完好，及时通过系统查询孔板孔号放回原样本盒，或转移到新盒子并定位。

操作过程中出现样本管破裂：首先应将样本及时转移至干冰上，检查破裂情况，清点数量，记下破裂管上的标签流水号或实际管号，并拍照留底。若发生样本外溅则根据上文方法处理。其次通过外观判断样本的污染情况：若还留有样本但不确定污染程度应及时在低温下转移样本，并在新样品管及系统做好记录；若确定污染严重而导致样本不能使用应及时销毁，并对现场污染进行处理。

**资料污染处理预案**

资料被外溅样本污染应将信息复制或誊写并注明原因，并将原件置于污染性废弃物容器。

## 3 创伤应急处理预案

### 化学灼伤

发生化学灼伤时应立即脱去被污染的衣物，用大量流动的水冲洗创伤面5分钟以上，然后用苏打（针对酸性物质）或硼酸（针对碱性物质）中和，溅入眼睛时，在现场立即就近用大量清水或生理盐水彻底清洗，冲洗时切不可因疼痛而紧闭眼睛。化学灼伤情况视伤情考虑送医院就医。

### 冻伤

一般情况下，若冻伤部位无水泡，不需特殊处理。如果冻伤部位起水泡，需立即将受低温影响的部位放入稍微高于体温的热水中保暖（40~46℃的水浴中或腋下），然后用消毒过的干纱布将受伤的部分包好，避免弄破水泡，并立刻就医。

### 烫伤或烧伤

样本库工作中若发生烫伤、烧伤，应立即涂上烫伤药膏并包扎，视烧伤情况考虑送医院就医或通知医院前来救治。

### 割伤或刺伤

样本库工作中若被锐器刺破，应立即摘下手套，向离心方向挤出伤口的血液，同时用大量流动水冲洗伤口，然后用碘酒或75%的酒精消毒，并立即进行紧急医学处理。

实验过程中若被玻璃割伤，应用镊子清理碎玻璃，尽量向离心方向挤出伤口血液，然后用碘酒或75%的酒精消毒，并立即进行紧急医学处理。

## 4 仪器设备安全事故应急处理预案

金属外壳的仪器设备要有充分的接地保护，如仪器设备漏电导致人员触电，首先切断电源，若来不及切断电源，可用绝缘物挑开电线。触电者出现休克现象时，应立即进行人工呼吸，并通知医院治疗。

仪器使用中的容器破碎及污染物溢出，立即戴上防护手套，按照仪器的标准作业程序关机，清理污染物及破碎玻璃，再对仪器进行消毒清洗，同时告知其他人员注意。

## 5 火灾应急处理预案

发现火情，现场工作人员立即采取措施处理，防止火势蔓延并迅速报告上级。如火势较大无法立即扑灭，应立即拨打"119"报警求救，并通知人员到明显位置引导消防车。

在火势较小且不会威胁人员安全时,应及时进行灭火,灭火前应确定火灾发生的位置,判断出火灾发生的原因。灭火人员需要明确救灾的基本方法,并采取相应措施,采用适当的消防器材进行扑救。

a) 木材、布料、纸张、橡胶以及塑料等的固体可燃材料的火灾,可采用水冷却法。

b) 资料、档案应使用二氧化碳、卤代烷、干粉灭火剂灭火。

c) 易燃可燃液体、易燃气体和油脂类等化学药品火灾,使用大剂量泡沫灭火剂、干粉灭火剂将液体火灾扑灭。

d) 带电电气设备火灾,应切断电源后再灭火,因现场情况及其他原因,不能断电,需要带电灭火时,应使用沙子或干粉灭火剂,不能使用泡沫灭火剂或水。

e) 可燃金属,如镁、钠、钾及其合金等火灾,应用特殊的灭火剂,如干砂或干粉灭火剂等来灭火。

明确火场周围环境,判断是否有重大危险源分布,以及次生灾难发生可能性,划定危险区,对事故现场周边区域进行隔离和疏导。

## 6 爆炸应急处理预案

所有人员应听从临时召集人安排,有组织地通过安全出口或用其他方法迅速撤离爆炸现场,并联系适当的执法部门。若爆炸同时引起火灾,还应与消防部门联系。

样本库安全负责人负责组织人员并安排抢救和人员安置工作。找出爆炸原因,制订相关措施,防止爆炸再次发生。

## 7 断电应急处理预案

### 双路供电

样本库可设有双路供电系统以输送电力,一旦其中一路出现电力供应问题,另一路可提供电力保障。

### 备用供电应对断电

若发生供电设备故障不能正常接入外部电力而导致电力瘫痪时,应暂时使用干冰来维持存储设备内温度(包括 4℃冷库,-20℃冷库以及 -80℃冰箱),短期内保证样品处于正常的保存环境,且尽量保持冰箱或冷库门关闭,以防冷气的泄漏。

样本库应配备备用柴油发电机、UPS 电池组,它们是常用的备用供电设备。

当外部断电,应及时联系电力部门进行电力抢修,尽快恢复电力供应,若电力较长时间无法供应时,应使用样本库备用电源来维持电力供应,保证样本处于正常的储存环境。

## 8 触电应急处理预案

首先要使触电者迅速脱离电源,越快越好,触电者未脱离电源前,救护人员不准用手直接触及伤员。

触电者脱离电源后,应使其就地仰面躺平,确保其气道通畅,并于 5 秒时间间隔呼叫伤员或拍其肩膀,以判定伤员是否意识丧失。禁止摇动伤员头部呼叫伤员。实行人工呼吸以口对口人工呼吸法。在对伤员进行初步救治的同时,需要有人联系医院接替治疗。

## 9　液氮泄漏应急处理预案

　　液氮泄漏应设置警戒区域，并尽快疏散人员至安全区域，疏散应遵循沿着上风向、快速疏散的原则。

　　救援、抢修人员需确认泄漏区域不再扩大方可在佩戴自给式正压空气呼吸器、穿防护服后自上风向进入现场。

# 第五章

# 数据管理

通过基线调查和前瞻性的随访调查,大型人群队列研究采集了丰富的个体暴露和终点事件数据,不仅包括个体社会人口学、生活方式、社会心理学特征等传统研究内容,也收集研究所处地区的宏观水平信息,例如经济水平、地理信息、大气及气候特征等。同时,利用采集的生物样本可进一步获得研究对象的基因组学、表观组学、蛋白组学、代谢组学等各种组学信息。队列研究不仅有丰富多样的数据类型,数据库结构也非常复杂。终点事件信息可来自多个途径,且为动态变化的。数据之间存在复杂的嵌套关系。不同类型、不同来源数据的格式、质量差异很大。

由此可见,大型人群队列的数据量大、数据类型多样、来源复杂,导致研究数据格式、质量差异很大。规范、有效、优化的数据清理、质量控制、标准化等流程是数据质量保证的关键。本章主要介绍如何针对大型人群队列研究数据管理的各个环节,包括数据标准化、数据清理、质量控制、数据整合等,加强数据处理的规范化。同时,研究数据的隐私保护和安全稳定是系统建设的重中之重,本章最后介绍数据安全方面的原则、层次与策略,保障队列健康可持续性发展。

## 第一节 数据标准化

数据集(dataset)是数据的集合,最常见的形式是数据表,其中每一列代表一个变量,每一行代表一个观察记录。为了保证研究数据集内部的一致性(consistency),便于数据集间的整合,大型人群队列研究要求将数据转换成某种统一形式,实现对研究数据的标准化。数据标准化应当遵循系统性、科学性、统一性和可用性的原则。数据标准化从研究项目的数据库设计和方案制订开始,涉及数据类型、格式、值、衍生和编码等多个方面,并且需要良好的文档记录。

### 1 基本要求

对研究数据进行标准化的目的,是为了保证数据集内部的一致,也为了便于数据集间的整合。对数据的标准化处理应满足如下要求:

一致性:数据集或数据库内部的标准应保持一致。

通用性:数据与其他外部数据的标准应尽量保持一致,宜参考或使用现行或通用的卫生相关数据集标准,尤其是需要与外部数据进行链接时。

易用性:标准化之后的数据应尽量清晰易懂,并且方便进行进一步的数据清理、整合与分析。

## 2　实施过程

数据标准化之前，应制订详细的数据处理计划，其中应包括：

a）原始数据的来源、性质、内容。

b）数据库的设计方案。

c）准备处理的文件和变量，以及相应的标准化处理方案。

d）准备生成的新变量和生成方法。

e）准备予以编码的变量及编码方式。

按照数据处理方案，对数据文件进行标准化处理，并且详细记录每一步的处理方法与结果。数据处理过程中，应尽量保存原始数据或每一个步骤的中间数据，以备回顾和检查。数据处理完成后，应准备详细的说明文件，对标准化之后的数据予以必要的说明与解释。

## 3　数据库设计

数据库是按照数据结构来组织、存储和管理数据的仓库，它是以一定方式存储在一起、能为多个用户共享、具有尽可能小的冗余度、与应用程序彼此独立的数据集合。当研究使用关系型数据库来储存数据时，应在数据收集之前设计数据库。

数据库设计既要满足研究的需要，又要尽量做到精简、避免重复。数据库设计的基本要求包括：

a）将不同种类的数据存放于不同的位置，如基线调查数据与随访数据。

b）数据之间能够建立关联。

c）不重复存放冗余的数据。

d）命名清晰易懂，并且保持一致。

## 4　数据类型标准化

标准化的第一步，是将收集到的数据（变量）设置为适当的类型。数据类型一般包括数值、字符串和日期时间3种，其适用的数据分别是：

**数值型**

数值型适用于各类计量的变量，例如定量的检查指标、计数的项目等。

数值型变量可进一步按照是否保留小数位数，分为整数型和小数型2类，其适用的数据分别是：

a）整数型：适用于计数的项目，例如子女的个数。

b）小数型：适用于精确度要求较高，需要保留小数位数的项目，如体重；或通过对整数的计算而生成项目，如体质指数。

对于一些将定性项目分类编码后的变量，出于易用性的考虑，可设置成数值型。例如，将男性和女性分别编码为0和1后，该编码可设置成数值型。

**字符串型**

字符串型适用于除定量项目外，各类文字描述，或定性表示的变量，例如姓名、地址等。

对于一些将定性项目分类编码后的变量，除外如上文所指的情况外，应设置为字符串。例如，将全国的省份分别编码之后，该编码应设置成字符串。

### 日期/时间型

日期/时间型适用于所有表示日期或时间的变量,如出生日期、检查时间等。

日期/时间型可进一步按照是否保留日期和时间这2个成分,分为日期型、时间型和日期/时间型3类,其适用的数据分别是:

a）日期型:适用于仅需要考虑日期,不需考虑时间的变量。

b）时间型:适用于仅需考虑时间,不需考虑日期的变量。

c）日期/时间型:适用于需要同时考虑日期和时间的变量。

## 5 数据格式和值的标准化

根据研究需要,还应当将数据的格式和值设置为统一的格式。例如:

对于有单位的计量变量,应将取值转化成通用单位下的值。例如重量统一转化为千克,长度统一转化为米。

对于小数型变量,应将取值转化为统一的小数位数。

对于日期/时间变量,应转化成统一的格式,例如 YYYY/MM/DD HH: MM: SS。

对于文本型的数据,宜使用统一的术语与形式。例如地址,宜统一转化为"XX 省 XX 市 XX 区 XX 街 XX 号"的形式;有多种称呼的疾病,采用统一的名称。

## 6 用标准方式生成新变量

对于需要通过计算而生成的新变量,应采用标准或通用的方式或公式。例如,对于体质指数,其计算方法是体重(kg)除以身高(m)的平方。

## 7 标准编码

对于分类变量,宜予以编码,即用号码来代表相应的类别。编码方法应保持一致。可自行制订编码规则和方法,也可采用一些通用的标准编码。例如,对于疾病,可采用国际疾病分类(international classification of disease, ICD)进行编码。

编码完成后,要设置相应的值标签,或者建立编码字典,即记录编码及其相应属性的文件。

# 第二节　数据清理和质量控制

数据清理(data cleaning),是指对数据进行重新审查和校验的过程,旨在发现并纠正数据文件中存在的可识别的错误。基于队列研究的大样本量,使用当前先进的硬件设备、可靠的处理工具和可视化工具,能够更精准、快捷地探索病因,发现关联和趋势,预测未来疾病风险。但是,无论何种数据分析方法,都必须建立在干净、准确的数据基础上,"错进,错出"对如今的数据科学而言是最基本的真理。因此,在数据分析、挖掘或是可视化实现之前,做好相关的数据清理工作意义重大。

## 1 数据来源

大型人群队列研究的数据信息主要来源于现场调查和长期随访监测。现场调查可综合采用问卷调查、体格测量、生物样本采集等方法,尽可能全面地收集所关注的暴露信息。长期随访阶段则主要通过重复测量、常规监测和社区定向监测获取结局信息。

### 现场调查

(1)问卷调查

问卷是指一系列问题和提示性语言构成的用于收集信息的研究工具,根据应答方式的不同,可分为自填式问卷和访谈式问卷;从媒介上来看,又可以分为纸笔问卷和无纸化问卷。问卷调查内容主要包括个人一般情况、个人及家庭健康史、饮茶、饮酒、饮食、被动吸烟、体力活动、女性生育史、精神及睡眠等。目前,无纸化问卷在大型人群队列研究中的应用越来越广泛,可以将问卷填写、逻辑检错、问卷寄送和数据录入融为一体,有效提高了调查数据的质量。

(2)体格检查

体格检查是指对人体形态结构和功能水平进行检测和计量。在大型人群队列研究中,体格检查主要包括身高、坐高、腰围、臀围、体重、体脂比、血压、心率、肺活量、肺一氧化碳(CO)浓度、肺CO血红蛋白百分比等测量项目。除腰围、臀围需要手工测量外,体格检查的测量数据主要由测量仪器自动生成,其数据相对问卷调查而言更加准确、客观,易于质控。但不同仪器生成的测量数据需要经过标准化后才能导入数据库,进行下一步的数据清理和质控。

(3)生物样本

大型人群队列研究收集的生物样本主要包括血液、尿液、粪便、唾液和头发与指甲样本。通过实验室检测,可以准确获得研究对象的各项生化指标。与体格检查数据类似,生物样本若在多中心进行检测,需考虑不同检测中心返回的数据格式是否一致,在数据清理前应进行数据标准化和数据整合。

### 长期随访监测

长期随访监测旨在确定结局影响因素的长期变化趋势,确定队列成员研究结局的发生以及确定队列成员的迁移、失访状况,因此需全面收集死亡、发病等终点事件,事件分型,临床信息以及迁移、失访等数据信息,并由此建立长期随访监测数据库,实现对研究对象的长期、连续、动态的跟踪随访。随访的方式主要包括重复调查、常规监测和社区定向监测。重复调查是指定期对队列成员开展重复的横断面调查。调查方法应与基线调查保持一致,调查内容可与基线调查完全相同,也可仅保留重点关注内容,或增加一部分新的测量内容。因此,重复调查数据获取方式与现场调查基本类似,具体的数据清理和质控方法可与现场调查归为一类。

常规监测指通过相关政府部门(包括卫生、公安、民政、社会保障等)当前运行的各类监测系统或常规工作中形成的资料和数据库,从中筛选出研究所需的随访信息,收集研究对象各类死亡、发病、迁移和失访等终点事件。目前国内常见的监测或数据系统包括:疾病预防控制系统的全死因监测系统、部分疾病的发病监测系统、医院的病案信息系统、医保管理系统、妇幼保健信息系统、公安户籍管理系统、民政(殡葬)管理系统等。大型人群队列研究可利用研究对象的个体唯一性标识(如研究编码、身份证号码、医疗或社会保险号码等)进行不同数据库的关联匹配,从而获取研究对象的结局信息。常规监测数据通常来自不同的系统,因此在数据清理前需进行标准化和数据整合。

社区定向监测,指将研究对象的名单提供给研究社区街道、居委会或乡镇、村的相关工作人员,定期联系研究对象,从而获取该社区内研究对象的死亡、发病、迁移等有关随访信息。社区定向监测是对常规监测渠道极为重要的补充,特别是在常规监测不规范、漏报及错报率高,或尚未建立行之有效的人群发病监测网络的情况下,定向监测渠道显得尤为重要。定向监测数据一般由工作人员通过主动调查获取,应定期进行数据质控,监测数据获取进度,保证数据的规范性、完整性和准确性。

## 2 数据清理的一般过程

队列研究中,数据清理的一般过程主要包括数据检查、问题识别和问题处置 3 个部分(图 5-1)。

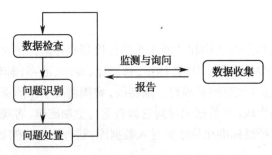

图 5-1 大型人群队列研究数据清理的一般过程

### 数据检查及问题识别

(1)规范性核查

对数据文件和变量属性是否规范的评价,即核查所获取数据集的文件类型、数据集中变量名称、标签、类型(如:日期型、文本型、数字型变量)、长度、内容等变量属性是否与本研究的数据库要求一致。若队列研究各来源的数据已进行标准化处理,则可省略此步骤,否则均需进行规范性核查。

(2)完整性核查

对数据集中样本量和变量信息的完整性评价,即对数据集进行频数统计和缺失值分析,识别研究数据中的缺失数据。一般来说,队列研究数据的缺失数据包括记录缺失、变量缺失和变量值缺失 3 种情况:

记录缺失:获取的数据集中缺少特定研究对象的全部变量信息,一般表现为除外重复记录,数据集中已有研究对象的记录数少于应调查研究对象的记录数。

a)对于现场调查、重复测量和社区定向监测数据,可能由于研究对象拒绝参与调查、迁移、失访,或工作人员遗漏调查、录入等原因,导致部分研究对象的数据信息缺失。

b)对于常规监测数据,利用个体唯一性标识关联数据库时,可能由于匹配失败、遗漏、外部数据源覆盖不全等原因,导致部分研究对象的数据信息缺失。

变量缺失:数据集中缺少本研究所需的某个或某些变量,一般表现为除外重复变量,数据集中已有的变量数少于应获取的变量数。主要是由于研究对象的个人信息、疾病信息、死亡信息等变量未能获取或未成功导入数据库中。

变量值缺失:数据集中存在特定研究对象在某个或某些变量上信息缺失的情况。一般变量值缺失表现为数据集的特定单元格为零、空值和 null 值。

（3）唯一性核查

对数据集内的特定变量或记录有无重复的评价，识别重复数据，即通过统计分析，如频数统计、重复值识别等方法，核查数据集中的研究变量或研究记录是否存在重复现象。对于研究记录的重复，我们需要认真区分记录的简单重复与个体唯一标识的重复。

记录重复：指数据集内存在两条或以上完全相同的研究记录；或个体唯一性标识不同，但其他信息（如配偶姓名、亲属姓名等）完全相同的情况。

个体唯一性标识重复：个体唯一性标识，是指每一名研究对象特有的，可以唯一识别其自然人个人身份的信息，包括身份证号码、医疗或社会保险号码等。在同一数据集内，应核查不同的研究记录是否存在个体唯一性标识重复的情况。

a）对于现场调查和重复调查数据，若出现研究编码或流水号不同，但姓名、身份证号码等其他个体唯一性标识重复的情况，应判断是否为同一研究对象重复参加了同一项调查。若研究编码或流水号重复，其他标识变量不同，则应考虑是否为调查时研究编码记录错误。

b）对于随访监测数据，研究需利用个体唯一性标识关联其他数据库或进行社区调查，因此无需在同一随访数据集内核查个体唯一性标识的唯一性。

（4）一致性核查

大型人群队列研究中，应对现场调查数据和重复调查或随访监测数据之间的一致性进行评价。

a）对于随访监测数据，首先应核查同一研究对象的重复测量项目与对应基线项目是否一致。

b）当以研究编码为匹配变量关联现场调查和重复测量数据时，应核查同一研究编码的对象，其在两个数据集中的姓名、身份证号码和配偶姓名等关键变量是否一致，从而判断该研究编码关联下的重复测量和现场调查数据是否对应同一名研究对象。当以身份证号码或特定个体唯一性标识进行数据关联时，则可以核查该研究对象在两个数据集中的研究编码、姓名和其他个体唯一性标识是否一致。

（5）准确性核查

对数据内容的正确性进行评价。数值或日期型变量可进行均值、中位数或四分位数等单变量统计，绘制频数分布图、统计检验、聚类分析等识别异常值或错误。文本型变量可通过关键字段提取、人工核查等方法，判断变量内容是否存在不符合标准。

异常值：异常值是指一组测定值中与平均值的偏差超过两倍标准差的测定值，与平均值的偏差超过三倍标准差的测定值，称为高度异常的异常值。在识别异常值时，可根据实际情况选择异常值的判定标准和检出水平。对于日期型变量，可根据实际情况设定日期型变量的上下限，当变量值超出限定值时可视为异常值。

错误：指变量信息不准确，包括原始信息错误，二次信息处理错误等。

a）对于问卷调查和体格检查数据，或社区定向随访监测数据，应核查原始信息错误，判断是否存在工作人员调查时记录错误，或后期录入数据错误的情况。

b）对于常规监测数据，应核查二次信息处理错误，如以死亡证的报告为基础，工作人员是否未能按照 ICD-10 的根本死因编码规则正确地编码并录入根本死因，或根本死因推断错误。

内容不符合标准：根据实际情况提前设定变量内容的填写标准，获取数据集后应当核查文本型变量内容是否符合填写标准。

（6）逻辑性核查

对变量值间的逻辑性进行评价。可通过数值比较、差值分析、逻辑判断等方法识别冲突值。

a）对于现场调查和重复调查数据，应核查不同变量间的内容冲突和数值冲突，如体格检查数据中出现同一研究对象的坐高大于身高的情况，或问卷调查数据中出现男性研究对象回答女性月经史的情况。

b）对于常规监测和社区定向监测数据，应核查不同变量间的数值冲突，如住院信息中出现死亡日期在出院日期之前的情况。

### 问题处置

通过数据检查和问题识别，分析出现这些问题的原因，对数据清理采取相应的措施。一般来说，包括以下5种：

（1）再次收集

存在记录缺失、变量缺失、异常值和部分不明真实信息的错误数据应与调查员核实后，要求调查员联系研究对象，再次收集或重新测量该部分信息。

（2）改正

对于不规范数据，应依据统一的数据集标准进行修改，保证不同来源的数据集具有相同的数据结构和导入标准。

识别异常、错误或逻辑冲突数据后，应首先与调查员核实，如能再次收集或测量该部分信息，则应及时在数据集中改正。

录入错误应参考原始问卷所填信息进行统一修改。二次信息处理错误，如死因编码错误，应由专人进行修改，并请其他人进行二次核查。

（3）删除

重复数据应首先进行信息核实，确定为完全相同的重复数据后可删除其中任一条记录。若重复数据实为同一研究对象参加两次基线调查，但两次所填信息有所差异，则根据实际情况选择其中一条记录删除。

（4）标准化及数据整合

对于多来源数据或不规范数据，应首先进行数据标准化及数据整合，该方法详见相关章节。

（5）保留

大型人群队列研究一般项目持续时间久，现场调查和随访时间长，可以在项目运转期内定期、多次进行数据清理和质控。当某次调查或监测数据出现诸如缺失数据无法填补或重复数据无法核实等短时间内不可修改的问题时，应当保留所有问题数据，待条件许可或具备问题处理能力时，可在研究中开展专项调查，分批次集中处理上述问题数据。

## 3　统计学监测

随着队列研究中随访数据不断累积，不同分中心开展方式和进度可能存在差别，建议研究采用统计学方法分析和监测，通过定量的数据来反映项目开展的进度和质量。

#### 监测内容

为及时了解数据库动态,定期对数据进行质控,应在数据清理的同时进行统计学监测,主要监测内容包括数据获取进度、数据集的样本量及数据质量等情况。

#### 指标选择举例

(1)准时率

现场调查和随访监测过程中,应根据实际情况设定数据上报时限,及时记录数据获取日期,据此计算数据获取的准时率,便于掌握队列研究的工作进度和数据获取动态。

(2)应答率及获取率

大型人群队列研究在进行现场调查或随访期间的主动调查时,应答率过低将导致样本量减少和选择偏倚的产生,从而影响整个研究的内部和外部真实性。同样,当通过连接外部数据源获取随访事件时,则应关注数据的获取情况,尽量避免数据的遗漏或其他原因导致的获取失败。因此,研究应在调查过程中及时监测研究对象的应答率或数据获取率,以掌握队列数据的样本变化情况和调查质量情况。

大型人群队列研究中,应答率是指所有被抽中的合格研究对象中有效参与调查研究的对象所占的比例。获取率是指该项调查中实际获取样本量占计划获取样本量的比例。

(3)失访率

大型人群队列研究应动态地了解人群的变迁情况。如果研究队列人群失访比例较高,将会造成严重的选择偏倚。因此研究应长期动态地追踪研究对象的失访情况,以准确掌握队列人群的变化情况。

大型人群队列研究中,失访是指户口已迁出调查区域,且经查找仍无法得知去向,或虽有明确下落,但无法进行长期随访监测(如户口搬迁到外地等)的研究对象。在确定研究对象为正式失访前,应严格进行确认,偶尔打一次电话或入户未找到被调查者或其家属不应简单视为失访,应在 12 个月中,至少选择不同月份的 3 个不同日期,通过入户查找、电话联系、询问邻居亲友或居委会工作人员等途径再次确认,仍无法得到研究对象的确切信息(或确认已搬迁出调查区域)时,方可最终确认为失访,并登记填写《失访表》。

#### 监测频度

一般来说,监测频度没有固定的标准。研究人员可以依据调查方案和实际情况合理设定监测频度,也可以针对项目某项特殊工作开展针对性的统计学监测。

### 4 数据清理记录与报告

为保证数据清理质量,应在数据获取后制订行之有效的数据清理方案,记录数据清理步骤,及时备份原始数据和清理过程中生成的必要文件,便于后期对数据清理工作进行重复、质控和评价。

#### 数据清理计划

大型人群队列研究的样本量巨大,通过现场调查或者随访监测获取的结局信息繁杂,因此数据清理工作显得尤为重要。通过不同渠道获取数据后,应立即备份原始数据,登记数据上报日期、文件名称、样本量等基本信息,随后依据研究方案和数据集基本特征,合理制订数据清理计划,并按计划合理、有序地开展数据清理工作。

**数据处理的执行记录**

为确保数据清理工作的质量和可重复性，研究人员应依据预先制订的清理计划，严格执行数据清理步骤，并且记录执行时间、使用的数据清理工具及相应代码、每一步的清理结果等。如因特定原因无法按原计划执行，也应记录修改后的清理计划和执行结果。由于数据清理工作一般耗时较长，应定期备份清理过程中的数据和相应代码文件。

**数据工作报告和存档**

数据清理完成后，应进行工作总结，报告数据清理结果、可能存在的问题和相应解决办法，并且将原始数据、清理后数据以及相应的中间文件进行归纳存档。

# 第三节　数据整合

为了便于大型人群队列研究数据的管理和利用，通常需要将各种来源的研究数据按照一定的原则和规范，整合到一个完整的数据库。在数据整合过程中，队列数据工作人员须注意数据来源、数据类型和特征等各方面的因素，确保能实现队列数据的合理、高效存储和利用。

## 1　基本原则

数据整合（data consolidation）是把在不同数据源的数据收集、整理、清洗，转换后加载到一个新的数据源，为研究者或数据使用者提供统一数据视图的数据集成方式。数据整合的方法视数据类型的不同而千差万别，总的来说，数据整合处理必须遵循以下 3 个基本原则：

a）重视原始数据：在数据处理和整合过程中，不可避免对数据进行清理和修改。除了保存原始数据，还必须采用记录数据的不同版本，及时备份每一阶段的数据文件；

b）做好文档管理：必须在数据整合过程中详细记录所有数据处理的过程、依据和结果，以备后续查询和核验；

c）辅助文档的准备：在数据整合过程中关键性的数据版本，在发布时需同时提供更新日志和说明。

## 2　数据转换

大型人群队列研究的数据往往来自不同部门、不同环节，甚至不同的子项目，我们常常需要将这些数据进行转换。一般来说，大型人群队列研究的每名研究对象均由唯一性标识（例如：研究编码、身份证号码、流水号等）将多个数据集合并到一起。在数据整合过程中，有时甚至需要改变数据集的存储方式，以便队列数据的后续查询、导出和分析。

队列数据进行数据转换常见的数据集（或数据文件）形式有两种：结构化数据和非结构化数据。

**结构化数据**

队列研究的结构化数据一般具有相对较高的质量，对于缺失、逻辑错误等常见情况较少。这类数据主要来源于两个方面：

（1）现场调查数据

对于现场调查的数据，在研究设计、现场实施和数据清理阶段进行了较为严格的质控措施。这样的数据通常具有较好的数据质量，但需要注意的是，数据整合时需要隐私保护，将研究对象个人敏感信息与调查数据分开整合，为后续数据的版本控制做好准备工作。

（2）长期随访数据

长期随访数据包括各种来源的死亡、发病、专门开展的随访数据等。例如，一些研究队列的随访从死亡登记系统、疾病登记系统、监测系统等现有数据库中获取调查对象的结局信息。有的队列研究，开展专门、定期的重复调查，获取研究对象的疾病结局。

这部分的数据不同于现场调查数据，一名研究对象只有一次调查问卷数据，而长期随访数据可以存在多次随访记录，且不同研究者随访的记录数据可能存在差异。因此，在数据整合时需要注意将这些数据与每名调查对象实行一对多的关联保存。

在进行队列研究的结构化数据整合时，需要核查与数据库中已有数据的兼容性。例如，比较相同内容字段的定义、类型、取值范围、标签是否存在差异，切忌盲目将不同来源的数据整合到项目数据库中。

### 非结构化数据

非结构化数据（unstructured data）是数据结构不规则或不完整，没有预定义的数据模型，不方便用数据库二维逻辑表来表现的数据。包括所有格式的办公文档、文本、图片、XML、HTML、各类报表、音视频信息等。大型人群队列研究开展的内容非常丰富，除了获得结构化的数据，还包括项目过程中拍摄的照片、访谈录音、仪器检测和运行记录的日志文件等。同时，随着大数据时代的来临，队列研究寻求通过与互联网数据的抓取获得更为丰富的暴露数据，例如，大气颗粒物、气象数据，这一类数据都属于非结构化数据。

对于这类非结构化数据，推荐的整合方式主要有两种：①将数据和资料作为原始文件进行存储，在项目数据库中建立表，链接每名调查对象唯一性标识和相应文件的位置，实现非结构化数据的有机管理；②在前一种处理方法的基础上，进一步进行数据的提取为结构化的数据。例如，通过分析网页结构，通过正则表达式和其他现有的库来解析 HTML 网页数据。

在非结构化数据整合中，方法的选择取决于数据本身的性质、数据提取的难度、对数据提取信息的准确性和完整性要求等。对于目前没有数据化的文件，一般只做保存，如果有比较成熟的方法，可以采用第二种方法，并在不同版本的数据库中更新提取方法和技术优化数据质量。

## 3 队列数据的版本

由于大型人群队列研究的数据来源广泛，而且有源源不断的新数据加入到数据库中，在数据清洗和整合过程也有不同的阶段。因此，在大型人群队列研究项目的数据库管理时需要根据项目实施进度和阶段开发不同的版本。一般情况下，推荐将研究数据的整合分成4个阶段：

### 实时数据环境

队列研究在调查现场、长期随访和实验室检测等不同环节获取数据，形成整个队列的数据池,用于存储各个阶段、各个机构产生的原始数据,称之为实时数据环境。比如,在项目调查现场通过无纸化调查实时上传调查数据到服务器,生物样本库产生的温度、出入库等实时记录,长期随访过程中随时录入的研究终点和结局等。这个环境下的数据常常表现为高度动态,整个项目的不同电脑终端都可以通过互联网上传数据到数据库中。同时,该数据库存在大量的原始信息,需要进一步处理或清洗才能使用。

### 数据开发环境

数据开发环境是进行数据清洗和整合的数据环境,环境中除了实时数据以外,还包括其他来源的离线数据和文件,一并导入到开发环境用于队列研究。这些数据无法直接联网上传,直接进入实时环境,需要将文件导入到数据开发环境中。例如,一些死亡数据、发病监测数据等通过其他已有数据库系统获取的数据,由于种种原因无法直接与实时数据环境进行队列获取,往往采用导出文件的形式实现数据的转移。另外,一些非结构化数据,例如检测报告文件、机器检测结果文件等,无法直接进入实时数据库环境,需要采用专业软件进行处理和清洗后,才能导入到数据库中。

对于数据开发环境中的数据,需要进行必要的数据转换,将不同形式的数据转换成公共标准的数据类型,比较常用的格式如 JSON 和 CSV。不同数据的整合,最为关键的是将这些数据采用主键进行连接,确保研究对象的数据能有机的联系,形成一个逻辑关系合理的数据库。为后期的数据分析环境开发提供基础。

### 数据分析环境

数据开发环境中虽然具有全部的队列研究数据,但往往不直接用于研究分析。在大型人群队列研究的数据整合工作,值得推荐的一步是项目数据人员经过初步分析和处理,生成一些固定变量。这些变量包括:

a) 量表得分:如果调查问卷采用了一些定式或非定式的量表,可以通过该领域的研究者进行讨论,确定量表中各项的赋值和得分算法直接生成该量表得分和诊断结果。例如,用于评价调查对象抑郁状况的《抑郁自评量表(SDS)》。

b) 疾病诊断:在队列研究中通常调查问卷和(或)多种检测指标,来综合判断某个疾病的患病情况和严重程度,建议在数据分析环境中生成对应的疾病诊断变量。例如,通过询问调查对象高血压现患情况、降压药服药情况以及多次测量的血压(收缩压、舒张压)水平来判断调查对象的高血压患病程度及分型。

c) 暴露综合变量:某些暴露水平的测量需要通过调查问卷由多个变量反映,然后通过专业知识进行定义和计算,最终生成一个(或几个)表示这一暴露水平的综合变量,称之为衍生变量。这样的例子在大型人群队列研究最为常见,例如,根据不同暴露的种类、频率和消耗量计算每个调查对象的暴露水平,如吸烟量、饮酒量、体力活动水平、宏量营养素摄入水平等。

数据分析环境在探索分析和衍生变量的生成过程中,需要数据管理人员、研究人员和IT工作人员密切配合。这部分工作不仅可以方便研究者后续的分析工作,节省时间,提高效率,也给不同研究者提供相同的处理方法,确保同一项目的数据结果一致。值得注意的是,这个环境中的数据建议直接删除研究对象的个人敏感信息(数据脱敏),确保隐私数据的安全。

### 固定数据分析环境

大型人群队列研究的数据分析工作不可能一蹴而就，研究数据时时更新、衍生固定变量不断增加、非结构化数据的算法更新等。因此，研究者不可能等彻底完成清理后才进行后续分析，也不能一有数据加入就更新研究分析用的数据。这样操作不仅给数据工作人员带来巨大的工作负担，还不能保证数据最新。

推荐采取的方法是定期将数据分析环境中的数据形成固定数据分析库，并随数据环境的更新而发布新版本。固定数据环境发布的时间周期视队列数据更新频率、数据人员工作量情况而定，一般推荐每年生成一个固定数据版本。在新版本形成之前，所有使用该队列数据的研究者都是用这个版本进行分析，确保研究结果的一致。

固定数据分析环境的生成需要注意研究对象的隐私保护和数据安全，尤其是在数据使用者对数据的利用中需要注意，具体要求和推荐方法详见本规范的其他章节内容。

## 4 固定数据分析库

大型人群队列研究在数据整合的最终阶段，形成固定数据库据需要提供给项目研究人员和统计分析人员进行后续的数据分析。这些分析数据的使用者可以是项目的分析人员、其他合作团队人员、以及公开共享的申请者。在准备这阶段的数据库时，需要考虑以下几个问题：

### 数据形式

固定数据库的形式有多种，包括压缩的纯文本数据、SQL 文件、在线访问的数据库、通过应用编程接口（API）访问等。不同方法的采用，不仅要考虑数据使用方的需求和定位，还与项目的时间、精力、经费等方面的预算有关；项目需要综合考虑，选择合适的数据库形式。

### 数据说明文档

为了数据使用者更快、更全面地了解和利用项目数据，需要编写翔实的数据说明文档。从简单到复杂，常见的说明文档有以下几种形式：

a）在数据文件头中进行注释说明；

b）配备专门的 README 文件说明；

c）对于数据库，可以提供数据库的组织和结构，详细介绍表、列、数据类型、视图、存储过程、关系、主键和外键等，必要情况下采用可视化图来直观的表现数据库对象及其相互之间的连接关系；

d）建立项目网站，全面介绍项目的情况、数据情况、获取流程、数据使用指南等内容。

### 数据使用协议和许可条件

为了确保研究数据合理、合法地使用，在提供数据的同时应附上数据使用协议和许可条款。协议和条款至少需要涉及项目数据的引用、隐私、数据的合理使用以及联系方式等内容。

## 第四节　数据隐私保护

数据隐私保护（data privacy protection），即是指对单位和个人敏感的数据进行保护的措施。队列研究是以人群为基础，收集队列研究对象的个人信息及基线情况，通过追踪观察结局（如疾病）发生的情况，从而判定这些因素与该结局之间有无因果关联及关联程度的一种观察性研究方法。大型人群队列研究涉及人数往往超十万人，势必需要收集大量的个人信息，包括个人身份识别信息、个人生活习惯信息、身体状况及疾病信息等，除个人信息外还会收集社会、经济、环境等与健康相关领域的其他数据。如此巨量的数据，一旦泄露，将对研究对象个体及研究工作造成不可估量的影响及危害。因此，大型人群队列的数据隐私保护的重要性不言而喻。

## 1　数据隐私保护的层次

从媒介上区分，数据可分为纸质资料数据及电子资料数据，纸质资料可包括队列研究中收集的各项纸质材料，如知情同意书、登记表、各类疾病报告卡片、纸质问卷等；电子资料数据由调查用软件收集并生成，经网络或其他传输方式汇集到数据库。

从信息是否涉及个人信息，可分为个人信息及非个人信息。个人信息（personal information）是指以电子或者其他方式记录的能够单独或者与其他信息结合识别自然人个人身份的各种信息，包括但不限于自然人的姓名、出生日期、身份证件号码、个人生物识别信息、住址、电话号码等。个人信息以是否能直接识别本人为标准，分为直接个人信息和间接个人信息。直接个人信息是指可以单独识别本人的个人信息，如姓名、家庭住址、身份证号码、基因等；间接个人信息，是指不能单独识别本人，但和其他信息结合可以识别本人的个人信息，如身高、体重、个人生活习惯、疾病史等。从另一维度而言，个人信息又以是否涉及个人隐私为标准，分为个人隐私信息及个人一般信息。个人隐私信息是涉及个人隐私的部分，如家庭收入、生理心理状态、宗教信仰等，非个人信息指与研究对象无关的，但以研究课题为目的的其他数据，如环境监测数据。

队列研究主办机构作为数据信息保护的责任主体，应全面评估收集信息的安全层次，本着"收集者即负责者"的基本原则，对不同类型、不同层面的数据其隐私保护要执行差别化管理，尤其对敏感数据进行加密处理。

## 2　数据隐私保护的策略

队列研究团队须根据伦理学的要求和现场工作的实践，通过加密和其他安全措施，保护受试者的基本利益。由于队列研究的工作内容根据角色分工可分为数据控制者及数据处理者，根据其工作环节可分为研究设计、现场调查和数据处理 3 个阶段，因此可根据其不同角色、阶段的性质，针对隐私保护策略制订相应的工作方案。

### 参与角色

在采集、处理、存储隐私数据的全过程中，决定数据处理目的和方式的单位和个人，称为数据控制者（data controller）。队列研究的数据控制者应该包括研究的设计者及管理者，在确定处理手段和在处理隐私数据之前，需讨论并决定如何实施适当的技术和组织措施，确定适宜的安全保护等级，如研究设计的整理构架对于数据隐私保护的影响。在处理时，需要秉承数据保护原则的目的，选择必要的保障措施，如数据加密、数据匿名化、数据最小化、数据脱敏、分布式隐私保护等，以符合法律要求，最大限度地保护数据主体及队列人群的权利。

代表控制者处理数据的单位和个人是数据处理者（data processor）。队列研究的数据处理者主要指参与研究且存在接触隐私数据机会的工作人员、合作方人员等。处理者未经控制者授权同意，不得对数据进行处理，处理者使用数据进行分析时只能在指定的电脑上进行，或通过个人账号密码登录服务器进行。发现数据泄露应及时向数据控制者报告并进行相应的补救措施。

### 研究设计阶段

传统的医学研究是以纸质问卷、电话随访、邮件调查进行信息采集，后期进行人工录入数据库的形式，其采集内容和形式受困于调查方式而较为单一，多为基本数据。数据库的功能较为简单，风险防范意识较差。在设计此类数据时需考虑纸质资料的保密性和单机版数据录入程序及数据库在多终端的泄露风险。研究设计时，应注意将直接个人信息与间接个人信息分离，调查问卷不得呈现直接个人信息，可使用研究编码进行链接，避免因问卷遗失造成的个人信息泄露。

大数据时代的信息采集一般以自动化为主，尽力摆脱人工录入形式，采集方式多样、内容丰富，采集的数据类型不仅包括基础的结构化数据，还会包括半结构化的行为数据，非结构化的文档、图片、视频数据。数据采集方法也有了本质的差别，一般都为移动终端安装采集软件，今后也会有越来越多的传感器作为数据采集装置，因此数据源的多样性、数据采集的多样性也需要数据隐私保护具备多种策略。

不同的研究设计决定了采用不同的隐私保护技术，研究设计者需要通盘考虑，获取研究数据后，数据的储存、使用和管理等方式，为其合理选择风险防范措施提供真实可靠的依据。

### 现场调查阶段

（1）知情同意授权

数据采集人员需向研究对象提供其接受调查必需的所有信息，通过完整充分的说明和介绍，对研究对象的有关询问进行全面必要的回答和解释，使研究对象全面了解需调查的内容及隐私数据安全性保证。研究对象在填写知情同意书后，信息收集得以合法化。知情同意书保存期限不应短于研究开展时限。

（2）纸质调查形式

使用纸质形式调查，数据采集人员需谨守职业道德，不得对外泄露研究对象隐私。妥善保管纸质调查问卷和各种记录表格，调查完成后及时回收保存，不得造成信息泄露，根据相应规章制度保存完毕后进行销毁调查问卷需匿名化处理，不应对纸质问卷进行复印翻拍，保存完毕后根据相应保存制度及保密程度进行妥善销毁。

（3）电子化调查形式

进行信息采集时，需确保电子终端设备为授权设备且仅用于调查工作，不得使用非授权设备进行调查。

终端设备硬盘需经过软件进行全盘加密及相应权限设置，避免设备遗失及误操作造成数据损失；终端设备还需启用防火墙和防毒软件，并进行硬盘加密，以防设备丢失导致数据泄露。设备如需安装非调查用的第三方软件和连接网络，需经专业人士评定其风险性。数据经过移动终端安装的调查数据采集软件录入后，应为加密格式保存，不得在终端设备上以未加密的形式保存隐私数据。

**数据处理阶段**

（1）数据处理记录

每一位接触数据的人员，应当依其职责保持处理活动的记录。具体包括以下所有信息：

a）控制者以及联合控制者、控制者代理人和数据保护员的姓名和联系信息；

b）处理的目的；

c）数据主体的类别和个人数据的分类描述；

d）申请的变量记录表。

（2）数据管理策略

数据控制者、处理者应当执行合适的技术措施和有组织性的措施来保证合理应对风险的安全水平，制订符合本队列研究特性的隐私数据存储、使用、交换及发布相关操作的规程要求，包括以下方面：

a）数据控制者应根据其不同的数据性质按照信息安全等级制订相应的保护定级策略，隐私性数据安全保护等级原则上不应低于第三级；

b）数据处理者应根据其不同的工作内容得到差异化的授权；

c）隐私数据的储存应由专人管理，数据文件形式及数据库形式都应根据其相应的存储特性进行处理，非电子数据形式应保证其纸质资料的安全性；

d）个人隐私数据仅限于本研究项目使用，进行交换及发布时应经过匿名化和加密处理；

e）应识别用于收集数据的动态数据库及用于研究分析的静态数据库的不同权限并进行相应管理；

f）应保持数据库系统持续的保密性、完整性、可用性以及弹性的能力；

g）在发生自然事故或者技术事故的情况下，保证存储有用信息以及及时获取个人信息的能力；

h）定期对测试、访问、评估技术性措施以及组织性措施的有效性进行处理，力求确保处理过程的安全性；

i）安全账户的等级评估应当尤其重视处理过程中的风险问题，特别是抵御意外和非法销毁、损失、变更、未经授权披露或者是个人数据的传送、存储和处理过程中的风险；

j）考虑通过去中心化的分布式节点储存方式代替中心数据库以便提高安全保护等级。

（3）数据保护技术

在技术方面，数据隐私保护的研究领域可以使用基于数据失真的技术、基于数据加密的技术和基于限制发布的技术。

基于数据失真的技术通过添加噪声等方法，使敏感数据失真但同时保持某些数据或数据属性不变，仍然可以保持某些统计方面的性质。具体方式包括：第一种是随机化，即对原始数据加入随机噪声，然后发布扰动后数据的方法；第二种是阻塞与凝聚，阻塞是指不发布某些特定数据的方法，凝聚是指原始数据记录分组存储统计信息的方法；第三种是差分隐私保护。

基于数据加密的技术采用加密技术在数据挖掘过程隐藏敏感数据的方法，包括安全多方计算 SMC，即使两个或多个站点通过某种协议完成计算后，每一方都只知道自己的输入数据和所有数据计算后的最终结果；还包括分布式匿名化，即保证站点数据隐私、收集足够的信息实现利用率尽量大的数据匿名化。

基于限制发布的技术有选择地发布原始数据、不发布或者发布精度较低的敏感数据，实现隐私保护。当前这类技术的研究集中于"数据匿名化"，保证对敏感数据及隐私的披露风险在可容忍范围内。

### 数据分析阶段

数据完成处理后，交由数据分析者进行科研分析，为保证数据分析阶段数据隐私保护的安全性，应做到以下几方面：

a）做好数据分析活动的记录；

b）数据分析者应签署相关保密协议以确保数据安全及不试图进行研究对象的身份确认；

c）数据使用者不应直接接触隐私数据，数据处理者负责向其提供相应的数据；

d）数据应去除个人隐私数据的相关变量，所有研究对象的 ID 号应该进行数据脱敏以匿名化；

e）提供给数据分析者的所有数据应经过安全渠道进行传递。

分析数据库应存放在安全介质，数据分析者对其全权负责。

## 第五节　大型数据库安全稳定性管理

当今时代信息技术革命日新月异，信息化的发展、新技术的应用，在推动各行业发展的同时，也带来了新的安全隐患及风险。信息安全已经上升为国家信息化同等重要的地位。既往的人群调查，数据管理模式多为通过多用户汇集而成数据文件，大型人群队列数据管理的核心理念就是利用新一代信息技术，通过信息网络互联的方式对各种人群数据进行整合共享、清理标化、监测分析，形成对项目运转状况实时掌控的数据库。数据库作为重要信息的承载主体，存储着各种业务信息，直接关系着一项工作是否能正常运行，队列人群个人数据是否得到保护，因此保证数据库的安全稳定运行是十分重要的。大型人群队列由于涉及调查项目地域广阔、人数众多，往往需要使用调查应用系统接入数据库，因此，数据库作为后台开发网络应用系统，面临的风险更大。本规范将就大型数据库安全稳定技术进行规范。

### 1　数据库安全的原则

大型人群队列研究数据系统结构复杂，数据分布广泛，数据安全防护的难度和差异度非常大，因此，对于数据库安全防护的整体原则是：全面覆盖、分级保护、审计追责、守法合规等 4 个方面的要求。

全面覆盖：从信息采集生成、存储备份、分析处理、共享使用、传输发布，到销毁清除等数据生命周期中的不同阶段，有针对性地提出安全管理规范和部署技术措施。

分级保护：不同的数据其来源、内容、用途存在很大差异，数据保护的需求也有所不同。

如过度保护将影响信息流动和使用频率,造成不必要的成本花费。因此,对不同级别和类型的数据,在数据存储、数据共享、数据加密、数据销毁的环节应采取不同的措施。

审计追责:对数据的全部操作和访问操作都应该记录操作员和访问者的身份信息,操作员和访问员只能使用自己的唯一账户,不能共享同一账户访问数据。安全措施对数据的访问行为进行审计,任何对数据的操作和访问行为都应该可以追溯到个人。

守法合规:数据库安全防护应严格遵守网络安全法以及相关的法律法规,同时随着个人信息保护法(草案)的公布,越来越表明个人信息保护是数据管理的重点工作。

## 2 数据库安全的层次

整体而言,数据库安全可分为3个层次,即网络安全、服务器安全及数据库安全。

### 网络安全

指通过采用各种网络管理、控制和技术措施,使网络系统的硬件、软件及系统中的数据得到保护,不会因为一些不利因素而使这些资源遭到破坏、更改、泄密,保证网络系统连续、可靠、安全地运行。网络安全包括网络系统中硬件、软件和数据的安全。

(1)网络安全特性

可靠性:是网络安全最基本的要求之一,是指系统在规定的条件下和规定的时间内,完成规定功能的概率。

保密性:确保信息不泄露给非授权用户、实体或过程,或供其利用的特性。

完整性:数据未经授权不能进行修改,只有授权的合法用户才能修改数据,信息在存储和传输过程中应保持不被篡改和破坏的特性。

可用性:被授权个体具备访问和按需求使用的特性。

不可否认性:通信双方在通信过程中,对于自己所发送或所接收的消息不可否认的特性。

(2)Web应用系统构架安全

目前越来越多的工作领域已经开始使用Web技术构架网络信息系统,大型人群队列研究往往涉及现场调查、终点事件监测等实时数据的获取、查询与上报,因此Web应用系统也越来越成为不可或缺的系统架构形式。

由于信息化过程中的各种应用都架构在Web平台上,因此Web安全受到了极大的挑战,攻击者利用网站操作系统和Web服务程序的漏洞,可以对网页篡改、盗取内部数据,甚至植入恶意代码,使访问者受到侵害。

### 服务器安全

服务器的操作系统是服务器运行的重要环境,必须从以下方面保护服务器安全。

(1)操作系统安全

操作系统作为支撑软件,提供使程序或应用系统正常运行的环境,管理系统的软硬件资源,操作系统越庞大,代码数量越多,就越容易出现漏洞。操作系统自身的漏洞和安全的脆弱性会给网络安全遗留隐患,攻击者可以利用未发现的系统漏洞对操作系统进行攻击。

(2)防火墙

防火墙是在内部网络和外部网络之间、专用网络与公共网络之间构架的安全保护屏障,它是一个协助确保信息安全的设备，会依照特定的规则，允许或限制传输的数据通过。防火墙可以是一台专属的硬件，也可以是构架在硬件上的软件，它分为局域网防火墙和个人电脑防火墙。网络管理者可以根据需要将防火墙配置为多个不同的保护级别。

### 数据库安全

数据库的安全性是指保护数据库以防止不合法的使用造成数据泄露、更改或破坏。数据库的安全非常重要，劣质的数据库安全保障设置不仅会危及数据库的安全，还会影响到服务器的操作系统和其他信用系统。数据库安全包括两个层面的含义，第一层是指系统运行安全，系统运行安全通常受到的威胁是指网络不法分子通过互联网、局域网入侵电脑，使系统无法正常启动，或者超负荷让电脑运行大量算法，并关闭 CPU 风扇，使 CPU 过热烧坏等破坏性活动；第二层是指系统信息安全，主要威胁为攻击者入侵数据库，并盗取资料。

数据库可能的潜在安全风险包括：

a）由于服务器的安全漏洞，导致黑客入侵造成的用户数据丢失；

b）由于虚拟化软件的安全漏洞造成的用户数据被入侵的风险；

c）数据在传输过程中没有进行加密，导致信息泄露；

d）加密数据传输但是密钥管理存在缺失，导致数据泄露；

e）不同用户之间直接数据传输，未进行有效隔离，导致数据被窃取；

f）没有对云存储设备进行容灾备份；

g）操作系统安全风险，包括软件缺陷、未进行软件安全漏洞修补工作、服务脆弱和未对默认配置进行修改；

h）数据库系统中可用但未正确使用的安全选项、危险的默认设置、给用户不恰当的权限、对系统配置的未经授权的改动；

i）不及时更改登录系统密码或者密码太过于简单，存在对重要数据的非法访问；

j）数据库系统内部风险，如内部用户的恶意操作。

## 3　数据库安全的策略

大型人群的队列研究数据量巨大，数据的安全和稳定是项目实施的基本保障，数据库安全必须在信息安全防护体系中处于被保护的核心位置，不易受到外部攻击者攻击。同时数据库自身应该具备强大的安全措施，能够抵御并发现入侵者。为了保证数据库安全，根据安全的层次可以进行以下操作：

### 物理安全

a）控制数据、电脑、媒介或拷贝材料的建筑、房间、文件柜的使用权。

b）在仓库中记录删除、访问的媒介或拷贝材料。

c）仅在特殊情况下运输敏感数据，向计算机制造商提供包含敏感数据的失败硬盘也可能会导致安全问题。

d）保证存储媒介的安全，存储安全包括物理安全、网络安全和计算机系统和文件的安全，以防止未经授权的访问或不需要的数据更改、信息的泄露或销毁。存储介质的质量和相关的数据读取设备的可用性需保证数据的可访问性，应保证存储介质质量可靠。

e) 数据文件应该每隔 2～5 年就被复制到新媒体上。

f) 任何存储数据，即使是短期项目，都应该包含至少两种不同的存储形式，例如硬盘驱动器和 DVD；定期检查数据完整性。

g) 存储数据的地区和房间应经过严格考察，无论是储存数码或非数码资料、光或磁存储介质，应保证存储的物理环境微气候适宜且无发生自然灾害的危险；印刷的材料和照片易受阳光和酸的影响。应选取优质材料，如无酸纸、不生锈的回形针文件夹和盒子等。

### 网络安全

a) 不在服务器或连接到外部网络的计算机上存储包含个人信息的敏感数据，特别是主机服务器；

b) 利用数据库漏洞扫描系统扫描数据库，给出数据库的安全评估结果，暴露当前数据库系统的安全问题；

c) 利用专业的安全软件扫描应用系统，发现应用漏洞，及时修补；

d) 模拟攻击者攻击，对数据库进行探测性分析，重点检查对象权限是否越权等，并收集应用系统漏洞和数据库漏洞；

e) 检查端口是否安全、访问协议是否安全；

f) 信任 IP 访问，通过设置入站规则或防火墙来限制数据库访问的信任；

g) 加强防火墙保护和与安全相关的升级和补丁操作系统，避免病毒和恶意代码。

### 服务器的安全

服务器安全是指服务器上的操作系统安全及对服务器安全保护采用的安装防火墙安全软件的安全，需要确保数据库服务器及应用服务器相对独立，而且由于服务器硬件损坏导致的系统崩溃、磁盘损坏的几率较大，建议建立自有机房，或租用专业机房、云服务器。以下为服务器应采用的各方面安全策略，同时凡是接入局域网的终端设备也应该采用相同的安全策略：

（1）操作系统的安全

操作系统的安全不仅仅指服务器系统，也包括所有纳入服务器局域网络内，或可以与服务器进行交互的终端操作系统，具体应做到：

a) 安装正版的操作软件，包括数据库操作系统，如 SQL Server；

b) 补丁升级更新；

c) 最少应用软件安装原则；

d) 操作系统的账户管理策略：禁用超级用户，停用 Guest 账户，禁止远程访问；去除所有测试账户、共享账户和普通账户；对用户组策略设置相应的权限，并且经常检查系统账户，删除不用账户；

e) 减少使用管理员账户登录的频率，以免被某些软件窥探到；

f) 设置密码策略：设置密码的最小值、使用期限，重命名管理员账户，并为其设置高强度密码，包括大小写英文字符、数字、特殊字符等，并定期更换；

g) 安装防火墙，启用 Windows 系统自带的防火墙，不允许外网连接，或者安装第三方专业防火墙；

h) 安装杀毒软件，并保持一定频率的病毒库升级和全盘查杀。

（2）文件的安全

a）通过线路 - 交互式不间断电源（UPS）系统保护服务器；

b）实现对数据文件的密码保护和控制访问，例如"禁止访问""只读""读写"或"管理员权限"；

c）控制对文件、文件夹或整个硬盘加密的访问；

d）将共享文件的权限设置为授权用户，避免任何有权进入网络的用户能够访问这些共享文件；

e）在未加密前不通过电子邮件或其他文件传输方式发送个人或机密数据；

f）在需要时以统一的方式销毁数据：删除文件和重新格式化硬盘驱动器；

g）对机密数据的管理人员或用户实施保密协议；

h）对于包含个人或敏感信息的数据，应尽量避免云存储。

## 数据库安全

（1）数据库备份

数据库备份是指对数据库或事务日志进行复制，当系统、磁盘或数据库文件损坏时，可以使用备份文件进行恢复，防止数据丢失，常见的数据备份分为完整备份、差异备份和事务日志备份，应根据数据库需求应用不同策略。数据库备份执行时应采用以下策略：

a）尽可能备份整个系统而不是指定文件，内容包括用户表、系统表、索引、视图和存储过程的所有数据库对象。

b）为了尽可能减少风险，应该在每次更改数据之后备份或定期进行备份。可以使用自动备份程序来备份频繁使用的和关键的数据文件。

c）备份文件应保存在空间不同的地址，保证异库备份。不同主拷贝的备份应该是适合长期数字保存的文件格式，即开放或标准格式，而不是私有格式。

d）包含个人信息的数据，请注意要尽可能少的备份，例如主文件和一个备份副本，并对数据进行加密。

e）备份频率：原则是尽可能地减少数据损失，对于普通数据，一天一次即可，重要数据则应提高备份频率。

f）存储备份文件的媒介选择取决于文件的数量、数据类型和备份的首选方法，宜选用合适的安全介质进行存储。

（2）数据库加密

数据库库内加密可以保障数据库安全和数据安全，加密不应影响数据库性能，可对特定列进行列级加密，或对整库进行数据库级加密。加密应满足以下要求：

a）加密可用于安全存储和发送文件。

b）为保证数据安全，任何包含敏感信息和数据的数字文件或文件夹都应加密，如队列人群的身份证号、姓名、家庭住址、联系方式等。个人信息可从数据文件中删除，并在更严格的安全措施下单独存储。

c）加密类型和级别与受保护的数据敏感程度相对应。

d）密钥应储存安全，密钥管理机制应方便可靠。

（3）数据库分类

大型人群队列数据库由于实时更新，因此作为科研分析前还需要对数据库进行清理，同时可用于识别个人身份的信息（姓名、身份证、住址等）不可对研究者开放，研究编码作为个体在研究项目的唯一标识，也需要进行匿名化处理。因此需设置不同的数据库（实时数据库、分析数据库等）以实现不同的使用目的。

## 4 数据库相关管理人员要求

为保证数据安全系统稳定运行，大型人群队列数据库管理可参考"三员"管理模式设置相关管理岗位及权限，岗位分工明确，权限互斥控制，以实现管理权限的互相独立和制约。

（1）岗位工作内容要求

系统管理员：主要负责系统的日常运行维护工作。包括网络设备、安全保密产品、服务器和用户终端、操作系统数据库、涉密业务系统的安装、配置、升级、维护、运行管理；网络和系统的用户增加或删除；网络和系统的数据备份、运行日志审查和运行情况监控；应急条件下的安全恢复。

安全保密管理员：主要负责系统的日常安全保密管理工作。包括网络和系统用户权限的授予与撤销；用户操作行为的安全设计；安全保密设备管理；系统安全事件的审计、分析和处理；应急条件下的安全恢复。

安全审计员：主要负责对系统管理员和安全保密员的操作行为进行审计跟踪、分析和监督检查，及时发现违规行为，并定期向系统安全保密管理机构汇报情况。

（2）人员配置要求

数据库管理人员应由专职人员进行担任，系统管理人员和安全保密管理人员可由本单位信息化部门专业技术人员担任，原则上安全审计员不能兼任系统管理员及安全保密管理员。由于数据内容涉及隐私安全，因此要求负责人员业务较强，对涉密安全防护具备较高的风险防控意识，政治思想可靠，并签署相关保密协议。

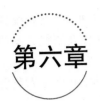

# 第六章

# 数据共享平台管理

大型人群队列研究已经成为基础科技资源平台,研究数据的利用鼓励多方合作与共享,协同开发,集中优秀团队实现成果的转化。

首先,大型人群队列研究涉及的内容非常丰富,往往是多因多果的研究设计,不仅可以在基线调查中收集多种暴露因素的信息,并在研究的长期随访过程中根据研究兴趣和热点不断更新和增加。而且研究结局事件具有的多样性,也通常超出了单个团队的研究范围。其次,大型人群队列建设需要长期、巨大的投入,通过有效的资源共享和科研合作机制,联合国内外优秀科研团队之力协同攻关,更好地开展各类疾病病因学研究,产生高质量的本土化研究证据。再次,通过多方合作可以将有限资源的收益最大化,避免不必要的重复投入和宝贵数据资源的利用不足。

本章主要介绍大型人群队列研究数据共享平台建设维护、数据共享、科研合作等3个方面相关的基本原则、基本内容和一般流程。通过有效的机制和严格规范的管理,提高共享合作平台的运行效率和利用率,促进队列研究的科学产出。

## 第一节　数据共享平台建设维护

大型人群队列研究具有非常丰富的数据资源,通常需要多个团队的合作与协同攻关,发挥各个团队的优势,实现关键技术和关键问题的突破。队列研究数据平台是队列研究合作的基础条件和必备设施,也是合作顺利进行的重要保障。

### 1　共享平台建设的基本内容

大型人群队列研究在进行数据共享时应遵守以下基本原则:①公平的数据申请条件;②良好的数据共享记录;③高效的数据审批过程;④科学的数据分析方法;⑤严格的数据发表要求;⑥理想的数据共享成果。在上述原则的基础上,开展数据共享平台建设,包括以下几个基本内容:

**共享数据**

大型人群队列研究在计划进行时需要准备计划共享的数据,准备好的分析数据需要进行脱敏、并准备相应的文档和说明文件。

**软件环境与硬件设备**

必要的软件环境和硬件设备支持是进行安全、有效的数据共享的必备条件。一般情况下,建议开发专门的数据共享系统,记录数据共享的情况,方便项目管理和数据申请者的使用。如果条件具备，建议开发专门的传输系统，确保数据传输的安全。此外，如果系统具备研究跟踪功能，能大大降低人力成本，能快速操作数据的申请、审批、传输及研究方案的跟踪。

在硬件方面，将数据共享的服务器和项目日常运行的服务器独立放置，并由专人负责管理，确保数据安全。

### 组织机构与人员

大型人群队列研究在数据共享时，建议设专门的数据委员会，一般建议数据委员会设负责人1名，下设申请评审专家组、论文审核专家组、数据管理组以及文档保管组等4个小组，负责数据管理、申请和评审等各个环节。

数据委员会负责管理项目数据共享和利用工作，制定专门的《数据委员会章程》，明确委员会组织结构、人员构成及其职责。

### 数据共享的规章制度

在数据共享过程的不同阶段，如项目申请阶段、进行阶段、论文发表阶段，规定不同机构的职责和工作内容，并明确每一过程的时间期限，做好文档记录和存档。

## 2 共享平台的组织机构与职责

数据委员会负责人一般由项目负责人担任（以下简称负责人），对数据申请、审批、共享数据的发放、论文发表、申请项目的结题等各环节实行统一管理。除此之外，设立相应的专家组和工作组，也是数据委员会维持运作的终点。各类专家组和工作组的基本职责如下：

### 申请评审专家组

a）对文档保管组转交的申请进行评审（每个季度进行集中组织会议评审），并在申请表最后给出评审意见，明确评审结果，评审后将材料返还给文档保管组。

b）对文档保管组转发的总结报告进行审核，给出审核意见，并明确给出是否同意项目结束，审核后将材料返还给文档保管组。

### 论文发表专家组

a）对文档保管组转发的论文进行审稿，主要审核文章的科学性、分析方法的正确性、结果解释的合理性等方面内容，并核查和本项目其他已发表文章结果的一致性。

b）在申请上给出审稿意见，并明确是否同意投稿，审稿后将意见反馈给文档保管组。

### 外部专家委员会

a）受数据委员会负责人委托对数据申请书和拟投稿论文进行评审。

b）对项目研究内容拓展和新的立项进行论证和建议。

c）对数据共享过程进行监督。

### 数据管理组

a）根据申请表和变量清单生成数据库文件。

b）按照数据利用和共享的规章制度，对数据进行匿名化处理，对数据的拷贝和发放进行技术化处理，在规定的时间内发布数据。

### 文档保管组

a）主要职责是接受申请者的申请材料，审核提交材料并反馈；数据分析申请批准后，签署数据使用协议；数据发布后，及时随访其进展，适时提醒申请者注意事项，材料提交时间期限等。

b）整理、保存所有项目申请者的所有文件（含电子材料），包括且不限于项目申请、协议书、变量申请单、批复、投稿、中期报告、总结报告等。对每个申请项目建档，对于纸质文件集中归档管理，电子材料则须定期备份。

c）负责项目数据委员会各个小组之间的沟通和传达，必要时邮件或电话提醒，保证工作进度。

# 第二节　数据共享申请与管理

大型人群队列研究具有较高质量的研究数据，吸引不同领域的研究者参与和利用队列研究数据，促进不同研究团队、不同研究领域的融合。在数据共享过程中进行公平、公正、公开的数据共享是队列研究数据利用与开发的重要途径之一。

## 1 基本原则

### 数据使用策略的核心原则

数据仅供医学研究目的使用，禁止未经许可擅自使用研究数据。在符合资助单位和政府机构的要求，以及本文件要求的前提下，数据资源基于以下原则进行共享：

a）遵守研究伦理原则、按照项目的知情同意和隐私保护原则，保护科研研究对象。

b）确保服从相关法律和法规要求（如 1998 年《英国数据保护法案》，2004 年《英国人体组织法案》，2012 年《中国数据保护法》，2012 年《中国人类遗传资源管理条例》等）。

c）鼓励高质量的研究合作，优先考虑中国科研工作者，开发和促进其科研能力。

### 数据共享原则

作为数据的管理者，研究团队有责任维护和保存数据，并了解和管理共享数据的使用情况。

项目数据向教育、科研机构开放申请，研究内容须与疾病或健康有关，不得用于商业目的。数据共享没有任何偏好，申请人员不限机构，也不限国籍，都采用相同的申请流程和审核标准。

申请者必须通过申请并签署《数据使用协议》后，方能使用数据。数据使用必须与最初申请研究目的一致。即便是同一个共享数据能完成不同的研究目的或研究内容，申请者仍须再次申请，不得共用一次申请。

共享数据不包括研究对象的个人身份信息。所有数据将会采用匿名形式共享，且在《数据使用协议》中必须包括对研究对象个人隐私安全的保密承诺。研究者不得试图通过获得的数据来识别和寻找调查对象。

申请者不得将项目数据用于任何科学研究之外的研究目的，包括公安和法医鉴定等。

鼓励申请者发表研究成果，有义务及时反馈研究结果给队列研究项目组，以便及时共享给其他申请者进一步开展相关研究。

## 2 数据申请者的资质

队列研究数据使用的申请者应是公认的学术机构或健康研究相关组织的工作人员，或是有医学研究经验的商业研究组织。进行申请时，必须附上团队核心成员的简历，展示团队该领域的研究基础以及完成申请项目的能力。

为了确保共享数据安全有效地用于科学研究，申请者所属的团队或研究组织应明确说明数据保存策略和利用的计划。

## 3　数据使用协议和费用

对于每个批准的项目，都要求数据使用者签署《数据使用协议》。在此协议中必须明确规定数据使用者的权利和义务，内容包括研究结果的所有权、开发和结果的传播标准条款、研究结果返回要求。此外，该协议还需明确数据共享的费用，要求使用者遵守伦理和行业管理条款、研究对象的知情同意以及数据使用政策等内容。

项目数据公开共享可以视项目的要求和发展决定是否收取数据使用费。一般来说，使用费包括但不限于数据使用和服务费。前者依申请的样本量大小、变量多少而定；后者的额度不得少于合作研究中需要的管理费（例如，共享数据的前期准备等），并通过签署协议的方式明确合作关系。

## 4　数据申请和论文发表流程

项目数据申请和发表文章申请工作由研究管理委员会负责，具体操作流程如下：

### 数据申请

研究者按照项目要求提交完整计划书，包括项目摘要、研究设计、所需要的数据、采用的研究方法、研究团队和技术手段、可用的资金和资源、进度安排以及伦理学问题。同时，通过数据传输系统提交数据申请及数据变量清单。

原则上，一次申请对应完成一个项目，不得超出研究目的多申请变量。对于原申请中缺漏的变量，需要再次提交补充申请。

### 研究项目的审批

申请材料提交项目数据委员会，由申请评审专家组进行审批，审核内容包括：①研究的可行性：研究方案的科学性、前沿性和可行性；②能力审查：根据研究能力和经费情况决定是否胜任，确保提供数据给有能力完成者；③确保该计划符合研究对象知情同意、遵守保密要求和与中国进行数据共享的前提条件，获得相关伦理批准，具备实施研究的技术和资金支持。

### 签订数据共享协议

申请批准后须与数据委员会签订《数据使用协议》，详述共同商定的条款和数据使用的附加条款，规定协议双方的权利和义务。申请者应履行清理数据、保存数据、不外传泄露数据，交流实验结果和数据分析结果的义务。

### 数据发放

一旦项目计划书通过审批并签署《数据使用协议》，将生成申请的匿名化数据集及其配套文档。为了保证数据安全，通过安全的数据传输方式加密传递数据，不得通过电子邮件、聊天工具等网络明文方式传输数据。

### 项目追踪

数据申请成功后，须定期报告项目进度。数据委员会要求申请者在项目开始后，按照项目要求提交中期报告、总结报告。

在中期报告中需要准备项目的分析进展、时间安排、是否能按时完成、是否需要申请延期。在项目总结阶段需要准备提交项目总结报告、最终数据库（包括衍生变量）及变量说明、统计分析原始语句，并说明是否申请发表文章。

# 第三节　科研合作申请与管理

随着科技进步与社会发展，现代科学呈现出诸多新特点，如实验设备昂贵、多学科交叉、科研规模大、资助强度大等。科学的综合性和复杂性使得科研人员和科研组织的合作迅速增多。

科研合作（research collaboration），是指两个或者两个以上科研人员或组织共同致力于同一研究任务，通过相互配合、协同工作而实现科研产出最大化目标的一种科学活动，其本质是合作者之间的资源共享。大型人群队列研究规模较大，有大量的工作量和获取的数据信息，常需要较多的工作人员。为有效利用多方资源，高效完成科学研究，推动医学科学研究的发展，多个项目组可以申请建立科研合作项目，共同进行科学研究。

## 1 基本原则

### 科研合作原则

科研合作本着双方或多方平等合作、互利互惠、成果共享的原则开展，有效地利用资源，提高科学研究的能力。

### 伦理原则

合作各方须确保合作项目研究过程符合资助单位和政府机构的要求，按照伦理委员会的要求进行。科研合作过程须满足以下原则：

a）遵守研究伦理原则，遵守知情同意和隐私保护原则，保护研究对象，不可探究、公开或散布研究对象的身份信息。

b）确保服从相关法律和法规要求。

### 数据安全原则

a）在合作各方同意公开发表研究成果之前，都须对研究的过程、方案和数据保密。合作研究的方案和数据仅供合作各方使用，在其他合作方未同意时，不可擅自将合作项目方案和数据的全部或一部分、或将其内容稍加修改以原名称或更换名称公布、发表或转让给第三方（包括其他未申请的合作者）。

b）合作各方须保证把合作研究材料保存在安全的地方，提供安全的数据传输网络系统，研究相关文件须加密，防止材料和数据泄露。

## 2 科研合作申请者的资质

科研组织（research and development organization）是有明确的任务和研究方向，有一定学业水平的业务骨干和一定数量的研究人员，具有开展研究、开发等学术工作的基本条件，主要进行科学研究与技术开发活动，并且在行政上有独立的组织形式，财务上独立核算盈亏，有权与其他单位签订合同，在银行上有独立账户的单位。科研合作申请者应是科研组织的工作人员，必须以科学研究为目的进行合作，不得用于商业目的。

申请者来自科研组织，并且是合作申请团队的负责人，应有独立负责医学科学研究项目的经验。

申请者应通过网页或研究文献等途径了解合作项目的背景信息和研究进程，明确合作内容。合作申请时附上团队核心成员的简历，展示团队在该领域的实力以及完成申请合作项目的能力。

## 3　科研合作申请与管理流程

### 非正式讨论

有合作意向的研究者或数据申请者可以通过各种渠道，如电子邮件、网站微信留言等，进行初步地非正式交流了解研究设想的可行性。在沟通中可以根据所提研究方案初步判断双方合作的性质、复杂程度和规模大小，决定是否有必要开展合作，或者共同合作申请重大攻关项目。

### 提交科研合作申请

申请人提交完整的合作计划书和团队核心人员简历，完整的合作计划书包括项目摘要、研究设计、合作部分、采用的研究方法、研究团队和技术手段、可用的资金和资源、进度安排以及伦理学问题。

由数据委员会设立评审专家组，定期对提交的合作申请材料进行审批，并将结果回复给申请者。审核内容包括：

a）合作方案的合理性和可行性：研究方案的科学性、前沿性和可行性。

b）合作各方的研究基础和条件：根据研究能力和经费情况决定双方是否胜任，确保有能力完成合作内容。

c）合作的意义和必要性：根据研究设计和合作部分确定是否需要进行合作。

d）确保该计划符合研究对象知情同意、遵守保密要求和进行科研合作的前提条件，能够获得相关伦理批准，具备实施研究的技术和资金支持。

### 项目合作协议

申请批准后，合作各方须签订《科研合作协议书》，协议书应当包括：合作研究内容和所要达到的研究目标，合作各方负责人和参与者，合作研究的期限、方式和计划，研究成果的归属、使用和转移，相关经费预算等事项。

所有共享合作项目得到的结果和信息（包括生物样本的分析结果）允许原始合作者保护性使用一段时间，并遵循与项目相同的原则整合纳入项目数据，同时要求研究者提供详细的支持资料，以便其他研究者能理解和利用结果。

利用数据、资源进行基金申请时，需增加数据所属机构、研究人员作为共同申请者（机构）。

### 合作开展

合作各方应按合作计划组织开展研究工作，确定研究工作完成的预定时间，定期报告进度，保持合作联系，对于研究中出现的问题，各方共同协商解决，按照《科研合作协议书》享有研究成果。

### 合作过程的管理与监督

设立管理监督人员，对合作进程追踪和监督，防止违背本办法和其他科学研究规范，具体包括以下职责：

    a）确保与合作各方有效沟通，日常管理合作进程记录，定期汇报合作进程。

    b）监督合作各方是否按照预定时间完成合作内容。

    c）监督研究过程是否按照合作计划进行，不得违反本办法和《科研合作协议书》。

    d）监督研究过程的真实性，及时发现弄虚作假及剽窃他人科学研究成果等学术不端行为。

**其他情况**

    合作的参与者不得自行增加或者退出，由于客观原因确实需要增加或者退出的，须由合作方负责人提出申请，经评审专家组审核批准。

    若合作者无法按合作计划预定时间完成合作内容，应在预定时间之前提交延期申请，经评审专家组审核批准。若合作者不能继续开展合作研究，合作方负责人应当及时通知，并提出终止项目实施的申请。